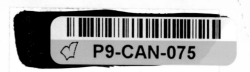

DR. JOSÉ MARÍA LLOREDA

Lo que nadie te contó sobre la maternidad el parto y la lactancia

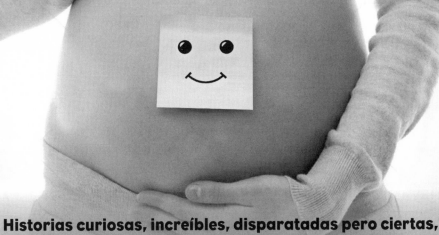

Dr. José María Lloreda

Lo que nadie te contó sobre la maternidad el parto y la lactancia

Historias curiosas, increíbles, disparatadas pero ciertas, sobre el embarazo, la lactancia y el cuidado de los bebés. Un nutrido anecdotario que desconocías… porque jamás te lo habrán contado ni tu ginecólogo ni tu pediatra.

Sociedad Actual • Editorial Arcopress
Directora editorial: Isabel Blasco
Diseño y maquetación: Fernando de Miguel

Imprime: Kadmos
ISBN: 978-84-16002-36-8
Depósito Legal: CO-316-2018
Hecho e impreso en España - *Made and printed in Spain*

A Roberto, Álvaro y María

ÍNDICE

INTRODUCCIÓN

La medicina, y en particular, el cuidado de los niños y la cura de sus enfermedades, es un campo fascinante, plagado de teorías y prácticas muy influenciadas por la cultura de la sociedad en la que vivimos.

Aunque parezca que a día de hoy la medicina está llena de conocimientos asentados, basta recordar solamente cómo se ha llegado a la situación actual, casi siempre tras pasar por muchos errores y por actitudes frecuentemente opuestas; es decir, primero haciéndose algo y posteriormente todo lo contrario. Con mucha probabilidad, lo que hoy se dice de forma categórica sobre el embarazo, la crianza de los niños o los tratamientos administrados, en unos años será una barbaridad.

Como dijo Arnold L. Gesell «cada generación redescubre y reevalúa el significado de la infancia y la niñez».

Existen muchos libros donde se dan pautas para el cuidado de los hijos. No encontrará mucho de eso aquí, sino una aproximación, con algo de ironía, a diferentes problemas de los niños, con el intento de desmitificar prácticas asentadas, muchas veces basadas solamente en el miedo, el interés económico o la opinión. «Los niños han de tener mucha tolerancia con los adultos», lo dijo *El Principito (Antoine de Saint-Exupéry)*.

Acercar curiosidades sobre los niños y la pediatría fue el objetivo inicial del blog *Mi reino por un caballo* que comenzó su andadura en enero del año 2011, sin ninguna pretensión, sólo divulgar por diversión (*mireinoporuncaballo.com*). A día de hoy existen tantas opiniones respecto a todo lo relacionado con los niños, que si consigo que aprenda algo o que sonría con las cosas que encontrará en este libro, habré conseguido mi objetivo.

EMBARAZO
Y PARTO

Un hijo es una pregunta que le hacemos al destino.
Jose María Pemán

Parir como
una coneja

Si a una mamá le dicen que pare como una coneja, existen diferentes posibilidades para comprender lo que realmente le quieren decir, a mi entender.

La primera es que por alguna extraña enfermedad, la estén confundiendo con una verdadera mamá coneja, y claro, entonces solamente es una descripción. Y un problema psiquiátrico. Y de zanahorias.

La segunda es que se trate de un personaje de la serie que se hizo antes de *Los Simpsons* y en la que los personajes eran conejos. Luego fueron evolucionando hacia los personajes de la famosa serie[1].

La tercera es que sea como una forma de insulto. Se usa la expresión «coneja» para despreciar a aquellas mujeres que tienen muchos hijos, o estos vienen muy seguidos. También se utiliza el término de forma despectiva por madres que tienen dificultades para concebir, al referirse a madres que tienen hijos sin dificultad (la dificultad es fácil juzgarla desde fuera, como todo).

---

1 Matt Groening creó antes de *Los Simpsons* la serie *Life in hell*. En ella, un personaje llamado Sheba, que es muy parecida a Marge, lleva orejas de conejo. Aunque nunca lo han confirmado, se rumorea que bajo el pelo azul de Marge hay unas orejas de conejo. En el juego *Simpson Arcade Game*, oficial de 1991, se le veían las orejas. Siento contaros esto, pero crecí en los noventa.

Esto del insulto es bastante común, y las pobres conejas (las verdaderas) no tienen la culpa. Hace poco el papa dijo que para ser buen católico «no hay que parir como conejas», y en círculos católicos se montó la de *diosescristo*[2]. Y no se puso colorado ni nada. Y es que el papa es muy peligroso cuando le dan un micrófono. Todos teníamos un compañero así en los viajes del colegio en autobús.

La última opción es que parir como una coneja signifique básicamente que una mujer tenga varios conejitos, una pequeña camada. Qué locura, alego.

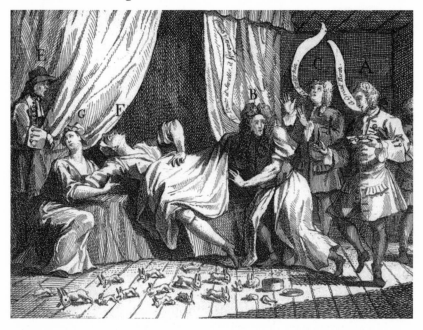

Parir como una coneja, definición gráfica.
Mary Toft, aparentemente dando a luz a conejos, *grabado de William Hogarth, 1726.*

El parir animales no es algo infrecuente. Existen múltiples referencias a partos de animales, como uno que describió Paré[3]

---

2   http://infocatolica.com/blog/cura.php/1501201146-carta-de-una-coneja
3   Ambrosio Paré fue un cirujano del siglo xvi, considerado el padre de la cirugía.

de una serpiente, en el que probablemente se trataba de un niño malformado.

Aun así, una señora llamada Mary Toft parió conejos en 1726 en Inglaterra[4]. Vía vaginal. Esta señora ya apuntaba maneras. Después de tener dos hijos poco glamurosos (eran simplemente humanos, nada especial) y un aborto reciente, soñó con conejos después de intentar cazar sin éxito uno de ellos, y posteriormente empezó a parir como una coneja, es decir, paría conejos, a razón de uno al día, aunque la mayoría nacían muertos. El médico local, que también realizaba partos, la llevó a otra ciudad para que quien quisiera pudiera ver cómo atendía al parto de la coneja.

Un médico del rey, entendiendo que esto era imposible, asistió al nacimiento del conejo número quince de la señora. Ésta estaba vestida y rodeada de muchas mujeres, y al poco de iniciar el parto, un pequeño conejo, aún muy prematuro, apareció debajo de sus ropas, pero con el tronco seccionado. Estaba muerto. El médico metió los pulmones del conejo en agua para ver si flotaban (signo de que había respirado) y no lo hicieron. Examinó a la madre y no encontró desgarros ni secreciones en sus partes íntimas. Tenía una pequeña producción de leche en uno de los pechos y el abdomen algo abombado. No cabía duda: la señora paría como una coneja.

Esto, por si fuera poco, se repitió delante de otros médicos. Compararon los conejos con otros recién nacidos y de varios meses. Era una verdad irrefutable, ¡esa mujer estaba pariendo conejos!

Un mes después, en plena vorágine, Ahlers, otro médico muy reputado, fue a intentar desvelar el caso. Curiosamente, a su llegada, Mary estaba pariendo otro conejo. Notó una tumoración en el vientre, sintió las contracciones e incluso extrajo por sí mismo el conejo de la vagina de la señora. Además, vio que algunos tenían en su intestino restos de comida. El rey, Jorge I, creía que era verdad pese a todo, y mandó en una segunda investigación a sir Richard Manningham, que era el obstetra más famoso de la época. Cuando nació el conejo número dieciocho, primero expulsó una especie de pellejo, y metiendo la mano, comprobó que el

---

4   S.A. Seligman, «Mary Toft–The Rabbit Breeder», en *Medical History*.1961.

útero estaba cerrado, y que de ahí dentro nada debía haber salido. Algo fallaba.

Además, le parecía que parte era de una tripa de cerdo. Así pues, dijo que de allí no se movía hasta que no viera salir un conejo del útero, no de la vagina, pese a los reparos que los demás médicos dieron, entre otros, que ellos sí habían visto conejillos salir del útero. Pero nada más salió de allí, aunque los demás lograron que no se pronunciara aún, puesto que no podía ser un fraude. Ni que decir tiene que en todos los partos tenía dolores y contracciones, por supuesto.

Esto del conejo se estaba convirtiendo en algo peligroso. Se la llevaron a Londres y allí los conejos dejaron de salir. Nos pasa a todos cuando vamos de viaje, que como en casa, en ningún sitio. Al final todo se confesó cuando le dijeron que iban a operarla a dolor para ver qué narices tenía dentro.

Lo que sucedía es que se metía partes de conejos en el útero y luego los iba expulsando; los dolores eran mitad reales y mitad fingidos. Lo primero que se metió fue un gato en varias partes (les dieron gato por liebre, tenía que decirlo). Como acababa de abortar, podía introducir ciertas partes de animales por el cuello del útero. Al parecer su cuñada y su marido fueron los artífices, para conseguir la fama y una posible pensión del rey.

La medicina había hecho otro de sus famosos ridículos. Pero la medicina avanza y encontró, a través de otros médicos, la solución. La impresiones en la madre no producen niños conejos, ni los antojos producen malformaciones, pero los médicos de la época sí lo creían.

¿Cuántas cosas actuales que todo el mundo repite sin dudar serán como los conejos de Mary Toft?

Los antojos
y las impresiones

Todos sabemos que durante el embarazo, algunas mamás se parecen a las estrellas del pop o de Hollywood cuando van de gira. Si las estrellas de la música exigen limusinas, toallas negras y cosas así, las mamás piden chanquetes a las tres de la mañana, chirimoyas fuera de temporada o un disco de Juan Pardo en Bluray. Aunque algunos expertos dicen que esto puede deberse a déficits nutricionales, algunos antojos no se comen, y quizá lo que revelan es una necesidad de mayor afecto y atención. Vamos a hablar de los antojos y las impresiones de las mujeres embarazadas[5].

Esto es muy conocido en la cultura popular y una de las cosas que se dice es que hay que cumplir los antojos de la madre porque, si no, el niño puede salir con ese antojo en alguna zona de su anatomía, como si quedara tatuado por aquello que la madre no pudo conseguir. Día a día, en las maternidades o en los hospitales, algún familiar se refiere a la marca que tiene un niño con el tema del antojo. Si una quiere un pimiento morrón y no se lo dan, luego el niño puede tener el pimiento en la cara.

¿Habéis visto las manchas rojas que tienen muchos niños recién nacidos en los párpados, entre las cejas, en las alas de la nariz, que

---

5 Los antojos de los padres *embarazados*, como creerse que la vida va a seguir igual o ir a Madrid solamente para hacer el *tour* del Bernabéu dan para otro libro.

luego desaparecen? Se llaman *nevi materni*, o mancha de la madre. Son «antojos» que desaparecen.

Otro tema fascinante es el de las impresiones a la embarazada, y está muy ligado a lo mismo, a cómo las emociones marcan al niño en el útero.

Existe una corriente que dice que a una embarazada no se le puede molestar lo más mínimo no vaya a ser que se impresione y el niño se afecte por lo que la madre vea. De ahí que te digan muchas veces «el ginecólogo me ha dicho que es peor dejar de fumar que fumar tres cigarrillos al día, por la impresión que me puede dar».

No podemos culpar a las abuelas y cuñados de esto, ya que el propio Hipócrates dijo que una señora ateniense, blanca de piel, tuvo un niño negro porque en su habitación había un cuadro pintado de un negro, y claro, de tanto mirarlo día tras día, pues interiorizó la imagen y el niño negro salió, siendo el padre blanco. Santa mujer[6].

El tener un niño negro siendo los padres blancos no sólo lo admitió Hipócrates, sino otros clásicos de la medicina. Quintiliano[7], defendió a una mujer también blanca que tuvo un hijo negro porque en su retrete tenía un cuadro de un etíope. Si esto fuera verdad, el negro de Wassap habría provocado casos muy similares hoy en día.

También se ha justificado lo contrario, tener hijos blancos siendo los dos padres negros: Tafso de Clorinda dijo que esto pasó una vez porque los padres tenían sobre el lecho el cuadro de una virgen blanca. Persina, reina etíope, tuvo una hija blanca, pero porque miró mucho un cuadro de Andrómeda desnuda, mientras era poseída por su marido negro. Será por eso. Será.

Galeno, el médico romano, contó el caso de un hombre contrahecho que yacía con su esposa mirando el cuadro de un niño muy bonito para que saliese así de guapo. En otros lugares de la Antigua Grecia se aconsejaba mirar estatuas de los dioses Cástor y Pólux para que los niños salieran parecidos a éstos.

---

6 Puede que la madre interiorizara algo más, barrunto.
7 Fue un gran orador y retórico del siglo I, nacido en Calahorra.

En tiempos más cercanos, los médicos han seguido pensando que la impresión en la madre puede causar que el niño nazca con determinadas características. Si no le dan fresas, tendrá una fresa en algún sitio; si no come pulpo, una mancha de pulpo surgirá en el niño, al tiempo. Además, cambia con los gustos alimentarios de cada época y región. Nunca en la Antigüedad alguien tuvo un antojo de comer algo bañado en oro o deconstruido, menos mal.

Si una madre desea abrazar a un hombre con mucha fuerza, puede quedar embarazada. Madeleine d'Avermont llevaba cuatro años sin tener conocimientos carnales con su marido, más que nada porque éste estaba guerreando por el mundo, pero quedó embarazada y fue llevada a juicio por trastorno por déficit de atención[8]. Como en estas cosas ya había precedentes, incluso son la base de religiones, salió airosa, ya que demostró que soñaba tanto con él, lo deseaba tanto, que quedó embarazada.

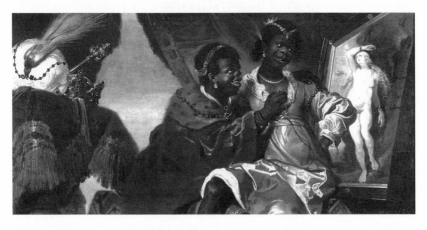

Aquí Persina y su pareja momentos antes del acto sexual en una representación de lo que pasa por mirar porno en el Internet de la época. Que ya tiene una edad y no se habían inventado los geles de placer. Hydaspes y Persina haciendo el amor *cuadro de Karel Van Mander III, s.XVII.*

Durante siglos se creyó firmemente en ello, y existen muchísimos casos descritos, mucha casuística como diría Iker Jiménez. Por ejemplo, se ha descrito que tras asistir a la ejecución o torturas

---

8 Concretamente: moral distraída.

de un preso, algunas embarazadas tenían niños muertos o con los miembros fracturados. Se cuenta la historia de una mujer que fue asustada por un hombre negro, y que al llegar a casa se lavó entera para que el niño no naciera negro, pero, ¡oh desgracia!, salió negro en aquellas zonas que la madre no se había lavado. Debió hacer el lavado del gato, suerte tuvo de no tener un gato, como el que describió Bartolín, un famoso anatomista, que informó de un niño nacido con cabeza de gato porque su madre embarazada se asustó de un gato que estaba en la cama.

En tiempos más recientes, hasta en el siglo xix, aún en los tratados de obstetricia se seguía diciendo que las impresiones afectaban al feto. Por ejemplo, en 1895, Ballantyne recopiló cuatrocientas referencias entre 1670 y 1894 atribuyendo malformaciones humanas a eventos específicos experimentados durante el embarazo. Job Lewis Smith, en el siglo xix, contaba el caso de una embarazada que no le dio limosna a un mendigo que se la pidió señalando su mano con dos dedos. Al nacer el niño, le faltaban esos dos mismos dedos. Posteriormente, con mala conciencia, buscó al hombre pero ya no lo encontró. Otro caso que vivió este médico fue el de una panadera que en el primer trimestre del embarazo atendió en su tienda a un niño que tenía un pulgar doble. Iba a la tienda muchas veces ese niño y esa deformidad no le gustaba a la dueña. De tanto pensar en ese dedo, cuando tuvo a su hijo, tenía el mismo defecto[9].

Existió una corriente científica, llamada telegonía, que intentaba dar un poco la razón a todos. Es una idea que si la descubre un guionista de telenovelas se hace rico. Según esta teoría, un niño podría tener características no de su padre, sino de una relación anterior de su madre. Una delicia. Es decir, que si la madre estaba con un señor de raza negra hace diez años y ahora quedaba embarazada de un señor blanco, el niño podía ser negro sin mediar apéndices óseos cefálicos paternos. Por suerte, esa teoría ya se ha desechado, aunque, como consejo, si te pareces al butanero, yo sospecharía[10]. También

---

9 T.E.C., Jr. «Dr. Job Lewis Smith (1827-1897) Writes about Maternal Emotions as a cause of Congenital Deformity», en *Pediatrics*, 1971.

10 O si eres una mosca, porque parece que en ellas sí puede darse. Al parecer los espermatozoides del primer padre mosca pueden impregnar los óvulos inmaduros. El segundo

se podía alterar el carácter del niño por hacer cosas: si la embarazada saltaba por una ventana tendría un ladrón; si pensaba mucho en otros hombres, el niño podía parecerse a ellos (ejem, ejem, codazo, codazo), etc. Como no se conocían las causas de las cosas, cualquier alteración en el embarazo era suficiente para explicar lo que luego le pasaba al niño: epilepsia si veía un carnero degollado, mojar la cama si caminaba descalza sobre agua; si saltaba sobre una cuerda, el cordón podría enrollarse sobre el cuello del niño, si veía un pato podía tener sindactilia, si era asustada por un conejo o comían carne de conejo podía tener un hijo con labio leporino («de conejo»). También se han descrito niños con las marcas de mordeduras de perros, similares a las que sus madres tuvieron en el embarazo. El famoso hombre elefante, por ejemplo, creía que era tal porque su madre fue pisada por un elefante en el circo estando embarazada.

Owen relata el caso de una embarazada cuyo hermano perdió el pene por un cáncer. Quedó tan intrigada en ver cómo le había quedado la zona que estuvo todo el embarazo pensando en hombres sin pene, y eso es lo que parió, un bebé perfecto, pero sin pene.

Yo personalmente sólo he asistido a una impresión que afectó a un embarazo. Llevaba el seguimiento de un prematuro, ya en consulta. Cuando tenía casi 3 años me llamó la atención que el padre nunca venía, pero antes del nacimiento sí solía estar. Como a veces me meto en berenjenales sin querer, le pregunté a la madre por el padre. Craso error. Ahí me desgranó la causa de su parto prematuro (muchas veces no se conocen las causas): se puso de parto el día que una amiga le enseñó unas fotos de su marido entrando en un club de alterne. Esa impresión le produjo el parto.

Todo esto, que fue medicina oficial en los siglos XVI, XVII y XVIII (no era ya la Edad Media ni mucho menos), era una forma de machismo. La mujer, débil en cuerpo y en espíritu, dejaba que el feto se alterara por sus propios sentimientos. Un ser imperfecto; si es que venía de una costilla, y tenemos un montón, qué más queremos.

---

padre, cuando fecunde ese óvulo, estará compartiendo ADN con la madre y el anterior padre.

Hoy en día continúa. Aún existen amplias capas de la población que creen que una mancha roja en la cara es debida a un antojo o a una impresión en la madre. Es más fácil achacarlo a algo que has vivido que aguantarse sin una explicación, o aceptar una explicación que para ti no te dice nada. Es la mentalidad mágica que lo inunda todo. Ya lo dijo el sabio: «Siempre será más frecuente y aceptada la explicación mágica, ya que son más los que son incapaces de descubrir la verdad que hay tras las cosas»[11].

Esto de los cuadros que hacían que salieran hijos blancos me recuerda a una historia del *Libro del buen amor*, un *best seller* del siglo XIV para ligar que uso como referencia cuando hablo a las damas. En él, Pitas Payas se casa y al poco tiene que irse de viaje largo tiempo. Antes de marcharse, le pinta un pequeño cordero en susodichas partes a su señora. Como pasaban los meses y no volvía, y por qué no decirlo, de la fricción y el uso (y bastante del abuso) el cordero se borró. Cuando el marido regresó, la mujer pidió a su amante que le dibujara un nuevo cordero, y claro, le salió diferente, más grande; era incluso un carnero. Acordaos del Cristo de Borja. Y la señora le dijo a su esposo «si hubieras vuelto antes, tendrías el cordero; dos años después, el cordero ha crecido y en carnero se ha convertido»[12].

Las impresiones y los antojos se conocen en muchas culturas desde tiempos remotos. Con esos antecedentes, es normal que a las madres con antojos se les concedan todos los deseos y las lleven entre algodones, para que al niño no le pase nada.

---

11 M. Bunge, *Filosofía para médicos*, Gedisa, Barcelona, 2012.
12 Parece que la historia de Hipócrates no es real, sino que se atribuyó a él posteriormente. Pero tenía que ponerla amigos, porque en muchos sitios se sigue diciendo.

Tener niños
en blanco y negro

Tener dos bebés a la vez no es lo más frecuente, pero a nadie le sorprende demasiado, porque aun así, es bastante habitual.

Lo que ya no es tan usual es tener un embarazo en el que los dos bebés sean uno blanco y otro negro. Acabamos de ver que se han buscado diferentes excusas para que de padres blancos nazca un niño negro o de padres negros un niño blanco. Excusas, claro.

Tener dos bebés, uno de cada color en el mismo embarazo, no es imposible. Es imposible de ocultar, eso sí. Aunque puede ser que en una inseminación artificial se equivoquen de esperma y usen semen de padres diferentes para cada óvulo, existen otras posibilidades[13].

Siendo estudiante de Medicina nos contaron un caso del propio hospital de un embarazo gemelar, en el que cada niño era de un color, aunque la madre juraba que era imposible, y el padre, ya ni te lo cuento. El padre de uno de ellos, claro. Se enviaron las muestras de los niños para determinar la posible paternidad del padre, y resultó que el supuesto padre no lo era de ninguno de ellos, pero la madre sí era la madre biológica de ambos niños.

Esta circunstancia, en la que dos bebés pueden engendrarse en el mismo ciclo menstrual por el esperma de dos personas distintas

---

13 En Utrecht (Holanda), en 1995, una señora fue fecundada por técnicas de fecundación in vitro con dos óvulos, pero con el error de usar espermatozoides de su marido para uno de ellos y de otro donante, negro, para el otro óvulo.

se llama superfecundación, y aunque es rara, no es tan infrecuente como parece. Quizá sólo sorprende si su color es distinto, claro. El tema de la superfecundación hizo que, en épocas pasadas, tener gemelos se considerara una muestra de promiscuidad sexual.

Otra cosa parecida, pero más rara aún, es la superfetación, en la que una señora queda embarazada una vez y luego, transcurriendo el embarazo, vuelve a quedarse embarazada. Esto sí que es raro, principalmente porque *ganas* en el primer trimestre no suele haber. Y así, nacen dos niños, del sexo y color que la circunstancia quiera, pero de diferentes edades gestacionales. Cuando digo niños también me refiero a niñas, que sois muy especiales. Es poco habitual entre humanos, porque cuando un óvulo se fecunda, no suele salir el relevo, pero en animales no es tan extraño; los casos en humanos suelen referirse a estados de estimulación ovárica en procesos de reproducción asistida.

Muchos gemelos nacen con pesos y tamaños discordantes, por eso hay que estar muy seguro de que no se trata de una patología del embarazo, y realmente es una superfetación. En otras ocasiones un feto papiráceo (un feto que muere y se momifica) era la supuesta muestra de una superfetación, aunque hoy en día sabemos que no es así. Otras veces es simplemente mentira o bien se trata de casos en los que inicialmente sólo se ve un saco pero había otro más que pasó inadvertido. Hay muy pocos casos reales descritos.

Hipócrates dedicó uno de sus libros a la superfetación, y Aristóteles lo nombró en la mitología de Leda, una gachí que fue seducida por un cisne. Sí, por un cisne. El tal cisne era Zeus[14], que era mucho de disfrazarse; posteriormente Leda le dio al tema con su marido, el rey Tindáreo, y tuvo cuatro hijos: Pólux y Helen, que eran de Zeus, y Cástor y Clitemestra, que eran del otro. Esto es importante de cara a los aguinaldos, que sólo te sale darlos a los de tu sangre[15].

----

14 Dalí usó a Gala como una *Leda atómica*, en el famoso cuadro donde sale con un cisne.
15 Si miras al cielo de noche, podrás ver a las estrellas Cástor y Pólux brillando muy juntitas, como gemelos que son, aunque en realidad Cástor son seis estrellas y están bastante lejos de Pólux, aunque nos parezcan que van juntas. Cosas de la perspectiva.

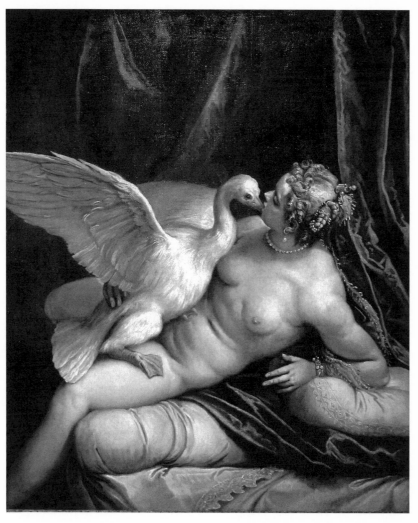

Leda y el cisne *de Paolo Veronese, 1560.*

Aunque se dice que los casos descritos fehacientemente son del siglo XX, en 1714 se describió el parto de unos niños, uno blanco y otro negro, y así muchos más: en todos ellos, la madre confesó que había tenido en un corto periodo de tiempo relaciones con dos hombres de diferente color, por lo que sería una superfecundación.

Un tal James, que se la está jugando, estimó que por cada cuatrocientos embarazos gemelares, uno de ellos tendría dos padres diferentes, aunque esto dependerá de cómo de alegres sean y de si la ciudad de residencia es universitaria.

Otro, para calmar un poco los ánimos, dijo que de cada doce gemelos, uno de ellos al menos es por superfecundación del mismo padre: es decir, que de cada doce gemelos, uno es por dos fecundaciones por el mismo padre en un periodo corto de tiempo.

Como la consecuencia de esto es pensar que cuantos más coitos más fáciles serán hacer dobles fecundaciones en un mismo periodo menstrual, alguien se dedicó a estudiar esto entre parejas con elevada intensidad coital, y vio que tenían la misma cantidad de gemelos que aquéllos que lo hacían una vez por equinoccio o por glaciación. Nunca quiso dar los teléfonos de esas parejas con elevada intensidad coital, el tío; no sé qué de la confidencialidad. Otros, sin embargo, encontraron que el fornicio antes del verano se incrementaba, y que luego, nueve meses después había más gemelos.

Cómo tener
365 hijos a la vez

Los antiguos siempre estuvieron fascinados por cómo unas veces el recién nacido era niño y otras veces, niña. Aunque parezca mentira, muchas de las afirmaciones de hace cientos de años, que ahora parecen extremadamente machistas, siguen estando en la base de la medicina actual.

Por ejemplo, hasta hace nada se decía (y se sigue diciendo, la verdad) que para que se formara un varón, tenían que activarse determinados genes, y que si no lo hacían o tenían un problema, «por defecto» se formaba una mujer. «Por defecto», como si lo escribiese Donald Trump. Últimamente se cree que no es tan sencillo, y puede que las mujeres no sean varones defectuosos. Está escrito negro sobre blanco en todos los tratados médicos, aunque quizá es más fácil de entender por qué hemos llegado a esto si seguís leyendo.

Los griegos, entre ellos Hipócrates, tenían una teoría de cómo se formaba una mujer y no un hombre. Por ejemplo, creían que el semen se formaba en el cerebro (y eso que ni de lejos pensaron en el sicalíptico Internet) y que si dabas cortes detrás de las orejas a un hombre, quedaba estéril. Además, las mujeres, según ellos, también producían semen femenino, que, o bien era moco cervical, o bien había poca luz y se dejaron engatusar por un tunante.

Creían que una niña tardaba 42 días en formarse y un varón solamente 30, y esto se debía a que el cuerpo femenino era más débil y tardaba más en cuajarse. Es decir, una idea de inferioridad de la mujer sin base ninguna, que como ya habéis visto, aún perdura[16].

Aunque en esto fallaron un poco, sí descubrieron que los gemelos nacen de un solo coito, y este dato se olvidó durante muchos años. Creían que si el semen era de calidad, podían formarse dos niños varones; si era malillo, se podían producir dos niñas. Si la primera eyección era potente, espesa y briosa, esa tenía cara de niño, y las posteriores, más débiles, como mucho podían producir niñas.

Empédocles decía que si el hombre tenía mucho semen en una eyaculación, podía fabricar más de un hijo a la vez. Paré explicaba los casos de niños sin cerebro y otras malformaciones por escasa cantidad de semen en el coito; y al revés, si nacían siameses, era por demasiada cantidad de semen. Es el peligro del Erasmus.

Entonces, ya que vemos que mucho semen puede dar lugar a varios niños, ¿cuántos niños puede tener una mujer a la vez?

Aunque hay muchas referencias a partos múltiples actualmente (la mayoría tras técnicas de fecundación artificial) de cinco, seis o siete niños, en la Antigüedad también quedaron reflejados partos múltiples dignos de mención. Por ejemplo, Margarita Virboslaus tuvo 36 niños el 20 de enero de 1296. Poca cosa para lo que vendrá después.

En la Edad Media y en la Edad Moderna se creía, de forma popular, que cuando una mujer tenía más de un bebé de una vez es que era un poco casquivana. Es decir, «¿tienes gemelos?: has tenido relaciones con más de un hombre» (ése era el concepto antiguo, ya superadísimo por la sociedad actual. Es increíble, qué atrasados estaban). En este contexto, el récord lo tiene una señora que tuvo 365 bebés de una sola tacada. Un parto en condiciones, lo demás son tonterías.

Esta marca histórica sucedió el Viernes Santo de 1278. Margarita de Hennenberg, que tenía 42 años (madre añosa ahora y madre milagro en esa época), trajo al mundo 365 bebés en un

---

16 De ahí vendrá la idea machista de que las chicas tardan más en arreglarse.

solo acto. No se sabe si antes había tenido otras camadas. Las matronas se daban el relevo y tenían que ingresarse a sí mismas por agotamiento. Como el parto fue paritario fueron 182 niñas y 182 niños, y como quedaba un bebé, ese fue hermafrodita. *Ni pa tí ni pa mí.* Fueron todos bautizados en unas pilas que al parecer se conservan. Debido a que era 1278 y aún no había santos para todos, decidieron llamarlas a ellas Elisabeth y a ellos Jan[17]. Al hermafrodita por lo visto lo ignoraron, siempre discriminando.

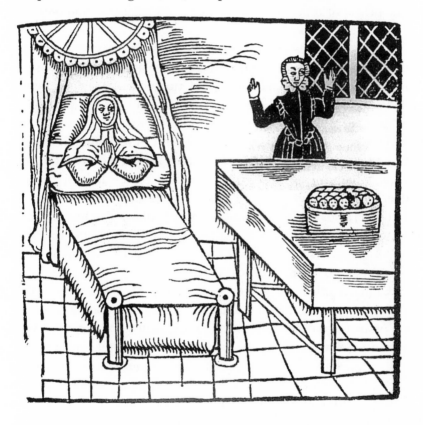

Los niños metidos en una cestita. Lo que menos me creo es que el suelo esté limpio.
Ilustración de Lamentando a la Dama, *1620, sobre la leyenda de Margarete von Henneberg.*

----

17 Los platos bautismales se conservan en Losdun (Holanda).

Al parecer todo se debió a que una mendiga que iba con dos gemelos en los brazos le pidió ayuda a esta señora y ella le contestó que la dejara, que no hablaba con «señoras que fuman». Y claro, la referencia al tabaco en esa época, que ni se había traído de América (era muy cara la importación) estaba muy mal vista, amén de los peligros de la salud que conlleva, y le lanzó una maldición de esas de asustarse mucho, como las que te echan las gitanas en Granada si no les coges el romero: tendría un niño por cada día del año, para que pensaran todos que había estado con múltiples hombres (yaciendo, se entiende).

Hay variaciones que dicen que todos murieron, y otras, que todos sobrevivieron. También se dice que solamente tuvo unos gemelos, porque allí usaban un calendario que acababa en domingo de Pascua, y que la maldición era un niño por cada día que quedaba de año.

Hoy se cree que quizá esta historia no es real, aunque no hay consenso sólido. Es posible que se tratara de una mola hidatiforme, y que se consideraran recién nacidos a las partes de la mola. Que dijeran que estaban vivos y se bautizaran, es más difícil de creer. Yo creo que, si los ovarios de una adolescente tienen casi un millón de óvulos, ¿por qué no va a ser cierto que usara 365 de una vez? ¿No es posible que ese mes ovulara a lo bruto? Mucho escéptico veo yo por aquí, pero las matemáticas cuadran.

Como la psicopatología está muy extendida, hasta que no colgaron las pilas en una pared, las parejas que no podían tener hijos usaban agua que había estado en esas pilas para conseguir el ansiado embarazo. Lo que desoían es que esas pilas no eran las originales, sino copias *ad hoc* para conseguir visitantes y limosnas. Otros han seguido la historia y dicen que el rey Federico III de Dinamarca fue uno de esos niños. Fiesta.

Hay una regla rápida por ahí que dice que la probabilidad de tener gemelos es 1 de cada 87 embarazos. Tener trillizos, 1 de cada 87 por 87; de tener cuatrillizos, 1 de cada 87 por 87 por 87 embarazos. Pues 365, veamos… no me da la calculadora.

La leyenda de los 365 niños se había olvidado por completo hasta los años treinta del siglo pasado, cuando dos ginecólogos rescataron la historia y sugirieron la mola hidatiforme como causa. Se trata de un óvulo fertilizado que crece anormalmente, con múltiples quistes, como las uvas.

El listillo de turno afirmó que la historia era falsa porque ese año fue bisiesto y tendría que haber tenido 366 niños. Ya hay que ser tiquismiquis, creerse que la medicina y la magia de la creación de la vida son matemáticas puras. Lo único claro es que el pediatra que pasaba la maternidad al día siguiente murió, y que la lactancia materna fracasó. Eso sí que no es una leyenda.

Los partos más raros
de la historia

Cuando uno piensa en los lugares más raros donde ha nacido un niño, además de en un hospital, suele recurrir a los tópicos: un taxi, un ascensor, en la calle, en el baño de una discoteca, en un pesebre, etc. Basta solamente con que haya una embarazada y un bebé que quiere salir.

Otras veces, al pensar en partos raros, uno piensa en uno mítico, fruto de una febril imaginación. Me refiero a ése en el que hay pocas personas, la gente entra tras llamar a la puerta, y no se necesitan gradas para el elevado número de sujetos que allí hay[18].

Si alguien ideó esto del embarazo, hay que felicitarle mucho, porque al menos en *packaging* se lo ha trabajado bastante. El empaquetado que gastamos es muy efectivo, ríete tú de los paquetes planos de Ikea o Amazon. En un espacio muy limitado, que va creciendo, cabe un niño o dos a término con su placenta, líquidos y demás cosas. La expulsión ya es de más dudosa efectividad: no contenta con el resultado de los canguros, con su bolsa marsupial, la naturaleza nos dijo que debemos salir cuando ya estamos formados por un paso bastante estrecho, y que casi nunca (especialmente si es el primer bebé) ha procesado una envergadura de ese calibre. Como el paso de las Termópilas, hasta se escucha lo de *aú aú*.

----

18 También se puede pensar en la época en que una mujer podía parir decenas de conejos (capítulo *Parir como una coneja*) o bien 365 niños de una sola tacada (capítulo *Parir trescientos sesenta y cinco hijos a la vez*).

En los casos anteriores, no hay mucha novedad. Todos nacen por vía vaginal. O si es una cesárea, vía abdominal, al entrar el médico a por el bebé hasta el útero.

Pero hay más lugares por los que nacer, si revisamos la bibliografía. Por ejemplo, por una cadera.

¿Quién nació de una cadera? Buda nació de la cadera derecha de su madre. Es una vía poco explotada aunque alguna diosa de Sudamérica también usó la misma ruta. En la imagen siguiente se puede ver cómo Buda sale de la cadera, como sin querer.

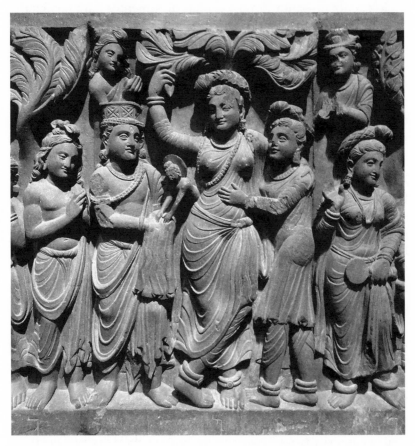

Buda saliendo por el costado de su madre. Hoy en día los fetos hidrópicos también se llaman fetos buda, pero porque están algo gorditos (más bien hinchados). Bajorrelieve del nacimiento de Buda, Gandhara Kushandyn, s.2-3 aC.

Estos nacimientos por vías poco comunes son bastante frecuentes en gente con contactos. Por ejemplo, en muchas representaciones aparece Eva saliendo directamente de la costilla de Adán.

A día de hoy esto no se cree que fuera cierto, aunque hay investigadores que afirman que Eva no salió de una costilla, sino del hueso del pene, el báculo, y que por eso somos de las pocas especies que no tienen hueso en dicho órgano (aunque no lo parezca)[19].

Pero no siempre uno debía ser de noble estirpe para no usar la vía vaginal. En una ocasión, incluso un hombre parió por el fémur. Sí, lo cuenta un santo varón y no hay argumentos para no creerle. Yo me fío de los testigos.

Flandes, 1330. Bertrand Lot, monje franciscano, comunicó un caso sorprendente que vivió en primera persona. Un mal hombre, Ludovico Rossell, se estuvo riendo de los dolores preparto que su mujer tenía y en justo castigo divino, el embarazo se pasó como por *bluetooth* de la señora a Ludovico, pero en el fémur[20]. Aunque a nosotros nos parezca raro, lo que al monje Bertrand le interesaba del caso es si una criatura no nacida de mujer tenía el pecado original, y si por lo tanto, había que bautizarla o no. Un ahorro en los tiempos que corren, dónde va a parar[21].

Aun así, para qué vamos a engañarnos, la mayoría de los partos por lugares extraños se dan en personas que luego serán alguien en la vida, y desde el principio vienen dando la nota. Además de Buda y la cadera de su madre, y Jesús concebido sin pecado[22], hay otros muchos dioses que no quisieron saborear el parto por la vagina, con la gran cantidad de bacterias protectoras que el bebé adquiere.

---

19 El catedrático de la universidad hebrea americana de Maryland, Ziony Zevit publicó un libro en 2013, *Lo que realmente pasó en el jardín del Edén*, en el que teorizaba sobre que Eva surgió del hueso del pene de Adán. Ser catedrático ya no es lo que era.

20 Massimo Angelini, «Wonderful Births and the Begging in Modern Era», en *Kultura i Historia*, 2013.

21 Un adjunto que tuve, cuando él era joven, llamó urgente al obispado para preguntar si unos siameses unidos por el cráneo que le nacieron tenían que ser bautizados una o dos veces. Eso decía.

22 La variación estuvo en la entrada, no en la salida, como también le pasó a otras madres como Isis, Net o a otros hijos como Jasón o Perseo, que también fueron buenos muchachos, juventud sana.

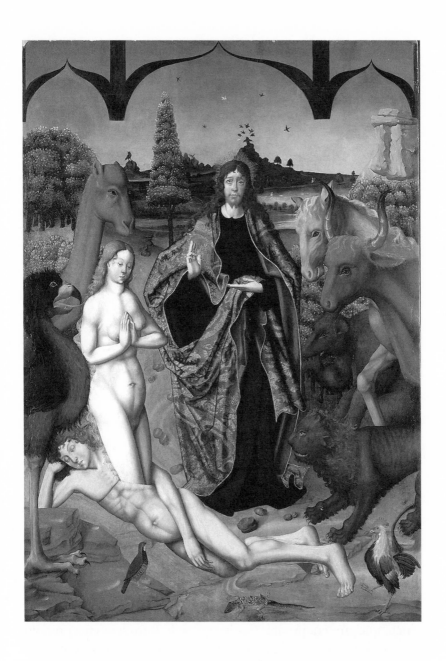

Si Adán tenía ese pedazo de mujer dentro, qué sueño más reparador tendrá cuando despierte, se sentirá como nuevo. Ojo a la perdiz, que es una sátira.
La creación de Eva , *panel del Altar de Ciudad Rodrigo, Salamanca, obra de Fernando Gallego y el Maestro Bartolomé, 1480 - 1488.*

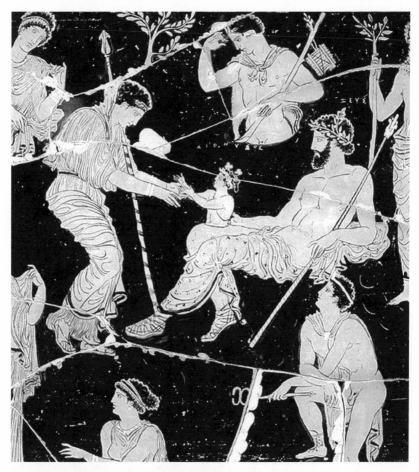

Zeus pariendo a Dionisos, con la hoja de parra, por el muslo. Qué sostén cefálico tiene, un apgar 10-10 por lo menos. Qué compostura en el parto. Detalle de una crátera griega, ca. 405 - 385 aC.

Dionisio, el dios del vino, no le dio un embarazo tranquilo a su madre. Lo sacaron cuando aún era bebé prematuro, y sin pulpitos ni nada, Zeus (que es el que lo sacó), se dio cuenta de que era muy chico, que aún era pronto, por lo que se lo introdujo en su propio muslo para completar la gestación, y finalmente, parir desde allí. Una especie de secuestro fetal.

Eso es conciliación y lo demás son tonterías. Zeus era muy de conciliar, también parió a Atenea de su propia cabeza. Un padrazo.

Con estos lugares tan poco usados para nacer, estos futuros dioses conseguían no mezclarse con las secreciones ni los restos con los que el resto de mortales lidiamos, parecerían esos niños de las películas que ya nacen peinados, con los ojos abiertos y sonriendo a cámara (y en muchas ocasiones ya de seis meses).

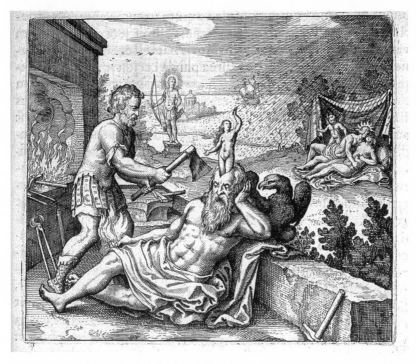

Atenea saliendo de la cabeza de Zeus. Un paritorio un poco raro, pero quién es nadie para criticar las prácticas ancestrales. Puede ser.
Ilustración del libro de emblemas Atalanta fvgiens, hoc est emblemat *de Michael Maier, 1960.*

Afrodita-Venus nació de la reacción de los genitales de su padre Urano, previamente amputados, con el agua de mar. Todo muy romántico, un parto muy planificado. Recordadlo siempre que veáis *El nacimiento de Venus* que la escena anterior fue esa.

Un libro de familia que sería una delicia. No le contéis estas cosas a nadie si veis el cuadro de Venus, romperéis la magia y no os creerán.

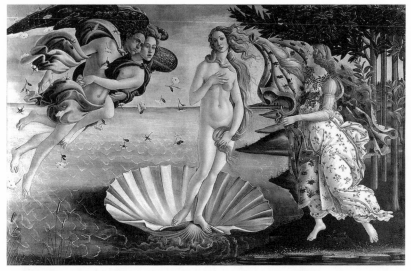

El nacimiento de Venus, *1484 de Sandro Boticcelli. Galería de los Uffizi. Florencia.*

Cronos castrando a Urano. A la izquierda se ve lo que pasará cuando lance el pene al agua. Grabado francés anónimo c.1501.

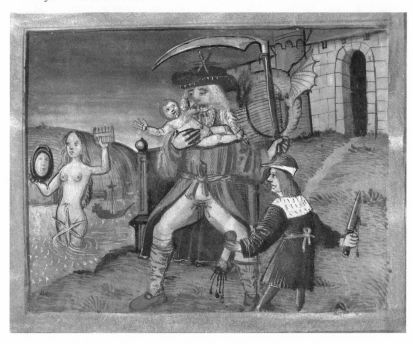

Cómo elegir
el sexo de tu bebé:
el método del cordón

Muchas personas desean tener, no ya un hijo o una hija, sino la parejita, es decir, un bebé de cada sexo. Bien visto no debería ser un fin en sí mismo, pero parece que es la obsesión de algunas parejas.

Por eso, si el mundo de la concepción de un hijo (o hija) está lleno de prácticas mágicas, o supuestamente científicas, para que una mujer se quede embarazada, existe un mercado de remedios parecidos para que lo que tenga sea un niño o una niña. Busquen en Internet las miles de páginas que hay sobre ello.

Es cierto que *a priori* la probabilidad de tener un niño o una niña es del 50%, y que parece que los fetos varones tienen mayor mortalidad que los femeninos, pero al final se igualan prácticamente las cifras. Muchas enfermedades genéticas asociadas al cromosoma X se dan más en niños, que tienen un cromosoma X y uno Y, mientras que las chicas tienen dos X y suplen el defecto posible de uno con el otro que les funciona bien.

¿Se puede elegir el sexo del bebé? Hoy en día se puede gracias a los avances en las técnicas de fecundación. ¿Se puede elegir por medios menos invasivos *low cost*? Pues hay de todo, aunque yo soy fan del método del cordón, que contaré al final.

La mayoría de métodos no tienen base científica, y como la probabilidad es del 50%, pues todos aciertan mucho, lo normal. Por ejemplo, existe una cosa que es la tabla china y la tabla maya, que con esos nombres ya ve uno que fiabilidad dan, que ni predecir el fin del mundo saben. Según la edad de la madre y la fecha de la concepción, se tendrá un niño o una niña. Otra formulilla dice que sumando la edad de la madre al mes de la concepción, si sale par es niño y si es impar, niña. Si no sabes sumar, lo mismo sale un intersexo, vete tú a saber. Si mientes con la edad, ¿qué quieres? ¿Engañar a los mayas?[23].

Otros dicen que según lo que comas así será el sexo del bebé. Comer comida, *cuidao*. Eso es el método Baretta, que mide la relación de sodio, potasio, calcio y magnesio y lo relaciona con el sexo del bebé. Fiesta[24].

Otra teoría muy graciosa, base de varios superventas, es aquella de que los espermatozoides masculinos mueren antes que los femeninos, según la guía del doctor Shettles. Vamos a ver: los espermatozoides sólo tienen un cromosoma sexual, o X o Y. Por eso hay masculinos y femeninos. Dicen que los masculinos a las 48 horas han fallecido, y que si se tienen relaciones sexuales, como muy tarde 48 horas antes de la ovulación, pues ya sólo quedan espermatozoides femeninos. No sé si creérmelo. Ese método también dice que la mujer debe abstenerse de tener orgasmos, porque alcaliniza las secreciones y así no hay quien tenga una niña, y que no se usen penetraciones profundas. ¡Eso es un superventas!

¿Dónde queda el amor del espermatozoide común? ¿Qué es eso de que la mujer no tenga orgasmos? Además, tener que cronometrar las relaciones antes de la supuesta ovulación es poco romántico y nada erótico.

Y eso suponiendo que sepas cuándo vas a ovular exactamente, que es bastante difícil. ¡Y que ella no tenga orgasmo! No quiero saber cómo es la vida sexual de esas parejas. Se convierte en una profecía autocumplida: si sale lo que uno quiere, ¡funcionó!; si no

----

23 Las fórmulas matemáticas desde siempre se han usado para lo contrario, no tener niños, como con el famoso método Ogino, que falla bastante, aunque tiene de bueno que la Iglesia Católica lo recomienda. Ya lo dijo Henry-Louis Mencken: «Es completamente lícito para una católica evitar el embarazo recurriendo a las matemáticas, aunque todavía está prohibido recurrir a la física o la química».

24 De aquí se deduce que si quieres tener un niño, no debes comer repollo, pero sí embutido Y para niña, prohibidos los plátanos y pepinillos. Sospechoso.

sale, algo falló (el 50 % inexorable de probabilidad, oiga). El doctor Shettles dice que funciona en el 75 % de los casos.

Lo de la alimentación tiene más miga. Dice que los espermatozoides masculinos se mueven mejor en medio básico, y los femeninos, en ácido, por eso hay que comer cosas para favorecer tal o cual pH vaginal, y así elegir el sexo. Lo que faltaba. Con el reloj y encima comiendo kéfir. Espero que sea comiendo, no aplicándolo. Bueno, algunas se aplican vinagre vaginal solamente para tener niñas. No es broma, lo hacen, incluso después de las relaciones sexuales (vaginales, se entiende) se introducen un tampón bañado en jugo de lima, para seguir manteniendo la acidez. A lo mejor no consigues una niña, pero en El Bulli esas innovaciones se tienen en cuenta en el currículum. Si lo que quieres es niño, es parecido, pero con irrigaciones vaginales de bicarbonato y luego metiéndote clara de huevo con el dedo. Vamos, que eso está más transitado que la entrada de un Primark.

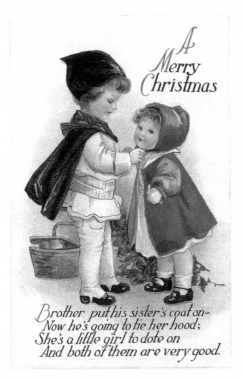

La parejita. Tarjeta navideña victoriana. La leyenda dice: «Una feliz Navidad. El hermano le pone el abrigo a su hermana. Ahora él le va a atar la capucha; Ella es una niña pequeña adorable. Y ambos son muy buenos».

Muchas veces se olvidan de esto, o cambian de pareja y se obra el milagro. Piénsalo: cronometrando cuando se cree que va a ovular; teniendo relaciones sí o sí en las horas que marcan; comiendo sodio, repollo u otras cosas, según la preferencia; duchándote con agua caliente y ella haciéndose lavados vaginales con vinagre (de Módena si quieres una niña italiana) y luego un tampón con zumo de lima, que la lima la has tenido que comprar antes, con vicio y alevosía, por no decir que si te equivocas y te pones lima alcohólica eso debe escocer un poquitín.

Y que ella no tenga orgasmo, por supuesto. Ideal todo para que la pareja crezca y vaya hacia el futuro de forma más segura. Que si lo que quieres es niño, lavados con bicarbonatos vaginales y luego una clara de huevo en el mismo sitio. A las malas puedes hacer un roscón con esos ingredientes y el calentón que a lo mejor por allí circula.

Como decía, para mí el método más efectivo es el del cordón. Lo propuso la escuela hipocrática. Es muy sencillo. En el tratado número cuatro de *De las enfermedades de las mujeres*, se dice que la mejor época para concebir es la primavera, y que el hombre no debe estar ebrio; debe bañarse con agua caliente y tener buena salud. Como vemos, está creando el ambiente. Aún no se había inventado Spotify y no recomiendan ninguna *playlist*. Si lo que queremos es que sea varón, debe atarse, lo más fuerte que se pueda, el testículo izquierdo. Si lo que queremos es que sea una mujer, atar lo más fuerte que se pueda el testículo derecho. Y luego eyacular dentro de la vagina, claro. Aquí se ve la relación de la mujer con la izquierda-siniestra-mala y la idea de derecha-diestro-buenísimo, imperante en esa época y que hoy en día nos parece tan rara: hacer diferencias entre hombres y mujeres. Si hoy hasta pueden ser princesas Disney.

Aunque no lo dicen los textos hipocráticos, si atas fuertemente los dos testículos lo más probable es que no tengas ni niño ni niña, pero un buen rato de dolor seguro que te deja.

El nombre del padre
en el ojo del niño

En el siglo XIX el tema de las impresiones maternas aún no estaba resuelto. Ya sabéis que se creía que las impresiones en la madre podían afectar al feto.

En 1825, en Escocia, un médico comunicó el siguiente caso: una chica estaba embarazada, y reclamó al supuesto padre que se hiciera cargo de la situación. Este chico, el supuesto padre, se llamaba John Woods, y no estaba dispuesto a reconocer que fuese el progenitor «a no ser que al nacer el niño tuviera su nombre en la cara», como declaró ante un juez.

Tal impresión tuvo la madre del futuro bebé, que pasó todo el embarazo pensando en el huidizo padre y en su familia, incluso en sus ancestros más lejanos, y cuando el niño nació, podía leerse en los ojos del bebé la siguiente frase: *JOHN WOODS* en el ojo derecho y *BORN 1817* («nacido en 1817») en el ojo izquierdo.

El tal John, al escuchar esto, desapareció y nunca más se supo de él.

Este niño, de la localidad de Galloway, se exhibió en Edimburgo, donde sabios doctores confirmaron el hecho y se congratularon con la señal que la providencia había usado para señalar a los hombres lujuriosos y desleales, advirtiendo a jóvenes de los dos sexos de los peligros de esos comportamientos.

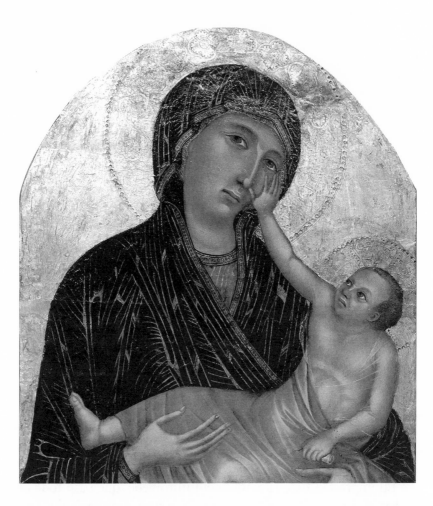

El nombre del padre... déjame que mire.
Detalle de la Madonna di Castelfiorentino, *c.1285, de Cimabue.*

Otra de las funciones que tienen los ojos, como espejo del alma y lugar del nombre de tu padre y fecha de parto[25].

25 T. E. C., Jr, «The Power of Maternal Impression Causes the Alleged Father's Name to Appear in Legible Letters in his Infant Son's Right Eye (1817)», en *Pediatrics*, 1976.

Póngame dos

La noticia de un embarazo suele ser un acontecimiento alegre, pero no siempre lo es (incluso aunque el padre sea el supuesto). La insinuación de que en el embarazo pudieran venir dos bebés, suele tornarse en una broma pesada hasta que se hace la primera ecografía.

Y es que es sabido que las cigüeñas son más aerodinámicas solamente con un bulto, pero a veces, por la precariedad laboral y eso, las obligan a llevar dos paquetes si van a la misma dirección (en el futuro, con el reparto de paquetes con drones podrán enviarte hasta trillizos a tu casa).

Los partos gemelares son algo fascinante. Gemelos, mellizos, hay un lío tremendo. Actualmente en España muchos de los gemelos son fruto de fecundaciones *in vitro,* y muy frecuentemente los gemelos prematuros ingresados en los hospitales derivan de estas técnicas. Otros factores asociados son la obesidad materna, la edad avanzada, el uso de contraceptivos orales, etc.

Existen dos lugares en el mundo donde la tasa de gemelos es mucho más elevada que en el resto, sin encontrarse una causa clara. En Nigeria, existe una tribu, los yoruba, donde nacen cuatro veces más gemelos que en Europa. En esta tribu, como en otros pueblos, el nacimiento de gemelos se vive como algo especial, como un regalo de los dioses, realizando rituales y en algunos casos, asignándose nombres preestablecidos para el primero, el segundo e incluso el tercero, si lo hay. Es curioso que algunas de ellas traten el trillizo, que es algo poco frecuente, como otro niño que acompaña a los gemelos. En muchos de estos pueblos se cree que los gemelos pueden llegar a ser magos, hechiceros o llegar al mundo para realizar una misión especial.

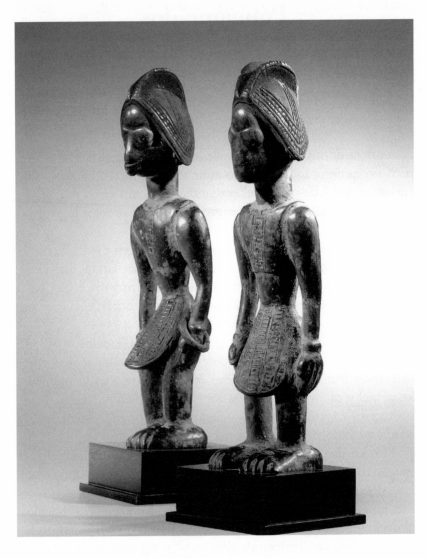

Pareja de estatuillas ere ibeji, Yoruba, Nigeria

El primer gemelo yoruba se llamará *taiwo* («el que viene a probar la vida») y el segundo *kehinde* («el que llega después del otro») y consideran más joven al primero que al segundo. Parece que el primero en nacer avisa al segundo de lo que hay fuera, para que salga. Los yoruba tienen muchas peculiaridades, la más conocida es que cuando uno de los gemelos muere, se hace una estatuilla de madera que lo representa y permanece en la familia como un miembro más. Parece ser que comparten el alma y que al morir, uno queda desequilibrado, y que la figura sirve para compensar al que queda[26]. Estas estatuas se llaman *ere ibeji* («nacido dos») y deben ser vestidas, cuidadas y alimentadas como si tuvieran vida. Todo esto, que es fácil de encontrar, y es casi entrañable, contrasta con lo que los yoruba hacían con los gemelos hace ya muchos años. Los mataban, al ser mensajeros de malos presagios, o los desterraban con la madre. No está claro cuándo se cambió a la práctica más habitual ahora, bastante más tierna.

Decía que había otro lugar con gemelos misteriosos. Se trata de una pequeña población de Brasil donde hay muchos gemelos, la mayoría rubios y con ojos azules. Parece además que Mengele, el médico (por llamarlo de alguna forma) más famoso del régimen nazi acabó viviendo y ejerciendo allí con una identidad falsa. Antes, en Alemania, había experimentado con gemelos[27].

---

26 Hay algunos que dicen también que Elvis Presley tuvo un gemelo al nacer, y que tras el servicio militar que Elvis realizó en Alemania, el Elvis conocido murió. Después fue sustituido por el gemelo oculto, que alguien lo tuvo escondido durante todo ese tiempo, enseñándole a bailar y todo lo demás por si era necesario. Así explicarían su cambio en el carácter al volver de Alemania. Esta locura se cuenta en el libro *The Truth about Elvis Aron Presley: in his own Word* del psiquiatra D. Hilton. Como una cabra.

27 Bueno, la verdad es que se ha demostrado que todo son conjeturas y que esto ya pasaba en Brasil antes de que Mengele existiera. Qué bajón para los conspiranoicos.

Colecho y padres flojeras: la covada

Lo habitual, a mi entender, es dormir con los niños, e incluso de vez en cuando con tu pareja. Si tienes más de una pareja, la cosa se complica y no puedo dar consejos.

Durante años, y aún hoy, existe una controversia ficticia entre los procolecho, es decir, dormir con tus hijos para entre otras cosas beneficiarlos de la lactancia materna a demanda, y los *estivileros*, donde el niño es dueño de una habitación y si llora no pasa nada, que ya se cansará porque es un granuja que sólo quiere demandas. Además, hay aplicaciones que te dicen si necesita algo que se pueda comprar. Precioso, y muy natural y respetuoso.

Cuando nace un niño, en ocasiones, a las madres se las deja un poco de lado y toda la atención se centra en la nueva incorporación al clan familiar, llegando incluso a ser invadidas de un sentimiento de tristeza, que la sociedad le ha dicho que no debe tener y menos manifestar. Lo que se le exige a una madre es que tenga alegría y salga como en los anuncios de colonia de la tele (¿qué le pasa a esa gente?), recuperar la línea y desprenderse de esos kilos de más. ¿Qué pasaría si además, el que quedara tras el parto en la cama recibiendo atenciones fuera, no la madre, sino el padre? Todo muy loco.

Este hecho es muy antiguo y se ha producido en muchos lugares del mundo. La covada (de *couvade*, «incubar», en francés) era una práctica que aún se recogía en zonas del norte de España (especialmente en Cantabria y León), pero también en otras más alejadas como Mallorca incluso hasta inicios del siglo xx. Consistía en que después del parto, el padre se metía en la cama y era él el que recibía las atenciones, mientras la madre se incorporaba a sus quehaceres habituales sin mucha demora. Un primor.

Lo mejor de todo es que el marido simulaba los dolores del posparto y tenía algunos de los síntomas habituales (aunque leche no creo que les subiera mucha, afirmo)[28].

Algunos autores dudan de que esto haya existido, pero ya Estrabón, antes de Cristo, lo nombró, y otros lo han seguido haciendo hasta hace relativamente poco. Estrabón dijo: «Las mujeres después de haber dado a luz, cuidan a sus maridos, que se acuestan en lugar de ellas».

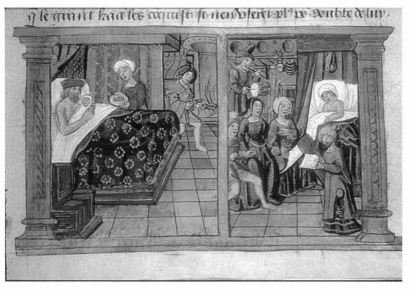

Ilustración de una edición francesa de Los viajes de Marco Polo, *c. 1520-1530.*

¿Por qué se hacía esto? Hay muchas teorías. Algunos creen que era un rito de reconocimiento de la paternidad de cara a la sociedad. Me acuesto en la cama con el niño y eso quiere decir que

---

28   Véase el capítulo de *Lactancia paterna*, a veces sí tienen, díganselo al autor.

confirmo que es mío. Siempre con lo mismo, oiga. Otros autores creen que fue una forma de reforzar el papel del padre en el núcleo familiar, dentro de sociedades matriarcales (sí, es raro, pero han existido sociedades matriarcales, aunque ahora sea casi una rareza imaginárselo). Algunos estudiosos creen que además de afianzar este papel de padre en la creación de un hijo, tenía una componente mágico en el que el padre, a través del sudor que le transmitía al niño al estar a su lado en la cama, le pasaba parte de sus características, compartiendo de algún modo la herencia que la madre le daba al retoño. También se ha defendido la idea de que el padre sustituía a la madre para evitar los problemas posteriores al parto, y que acarreaban una mortalidad materna que ahora es casi imposible de imaginar; una forma de burlar a la muerte si esta venía a la cama a buscar a la madre. Lo que no queda muy claro es si el padre permanecía en cama con el niño o se lo llevaban solamente para las tomas.

Aunque parece que en España la covada ya no se practica con estos fines, aún se ve en las maternidades de los hospitales. Entra uno y se encuentra al padre en la cama, tumbado, o en el sillón y ni se incorpora, que su papel como fecundador ya fue realizado y se cansó mucho.

En algunas publicaciones incluso se habla de un síndrome de la covada, en aquellos padres que sienten lo mismo que las madres durante el embarazo, el parto y el posparto. Van al obstetra, lloran con la ecografía 4D (da igual de quién sea, todos los niños se parecen), y si ven un patuco se quedan absortos. Yo creo que es la aproximación más humana al parto, pero porque luego no se meten ellos en la cama y la madre se va al trabajo el primer día, lo veo un poco extraño.

RECIÉN NACIDOS

Cuando un recién nacido aprieta con su pequeño puño,
por primera vez, el dedo de su padre,
lo tiene atrapado para siempre.
Gabriel García Márquez

Prematuros en ferias
y Cary Grant

La historia de las incubadoras para prematuros dista mucho de ser noble, o fruto de una culminación de grandes ideas científicas. Surgieron a imitación de diseños para animales e inicialmente se usaron en las ferias, como espectáculo para divertir a las personas.

La expansión de las incubadoras ha sido un capítulo muy raro de la historia de la medicina. El doctor Tarnier[29] descubrió una caja calentadora en un zoo de París y fabricó una similar, con aire caliente, para poder meter a uno o dos niños, en 1880.

Ya en 1885 se decía que salvaba vidas de prematuros indefensos, especialmente en invierno. Un discípulo de Tarnier, Budin, publicó su experiencia con la incubadora, y sentó las bases del cuidado neonatal (temperatura, alimentación, enfermedades, etc.). Un pupilo de Budin, Couney, la lio un poco.

Fue a Berlín[30] a la Exposición Mundial de 1896 y allí convenció al jefe de pediatría para que le prestara unos cuantos prematuros para poner en las incubadoras durante la muestra. No le fue difícil, porque en el hospital de Berlín sabía que tenían poca esperanza de vivir. Fue todo un éxito, el público abarrotó la sala (estaba localizada entre los pabellones del Tirol y el Congo), y pronto tuvo ofertas para montar lo mismo en Londres.

----

29 Eminente obstetra parisino, es además uno de los padres de la pediatría, ya que dedicó toda su vida en el siglo XIX a mejorar la vida de los recién nacidos y prematuros.
30 William A. Silverman, «Incubator-Baby side Shows», en *Pediatrics*. 1979.

Así, en 1897, en la exposición de Londres, se decía que «la característica principal es que no requiere cuidado constante ni especializado, funciona automáticamente». Allí, la sala se dividía en las incubadoras expuestas, otra zona para que las enfermeras los alimentaran y bañaran y, otra privada. Dos médicos visitaban la exposición tres o cuatro veces al día para ver que todo fuera bien[31].

En Inglaterra esto de la exhibición de incubadoras con bebés no gustó entre los médicos, y Couney aplicó el dicho de Mahoma y la montaña: se trajo los prematuros desde París en barco. Eso había que haberlo visto, y no lo de David Meca.

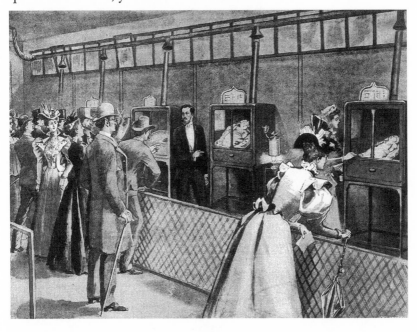

Exposición de prematuros en una feria. Ilustración del periódico Illustrated London News.

En 1898 en la revista *The Lancet*, que había sido muy favorable al invento, aparecieron cartas quejándose de que pese a todo, esta exposición estaba controlada, pero que estaban surgiendo imitadores

31 Jeffrey P. Baker, «The Incubator and the Medical Discovery of the Premature Infant», en *Journal of Perinatology*. 2000.

sin ninguna formación, con incubadoras rudimentarias, mal ventiladas, etc., por el mero hecho de ganar dinero. Además, alertaba del uso de las incubadoras junto a espectáculos como la mujer barbuda y otros *freakshow* por desgracia famosos en esa época. Concluía que la incubadora era un tema científico y no un espectáculo para mezclar con exhibiciones de caballos y cerdos.

En 1904, en San Luis, Couney hizo su exposición, que era muy de hacer una exposición en cada sitio, pero no le salió muy bien, ya que el 50% de los niños fallecieron debido a problemas estomacales (a saber por lo que fue).

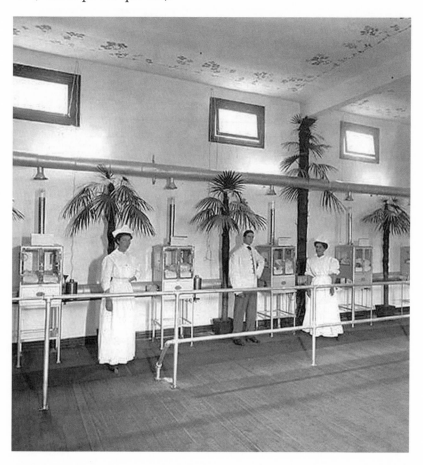

La sala de incubadoras de la atracción «Todo el mundo ama a un bebé» en Coney Island, Nueva York, 1901.

Desde entonces realizaba anualmente una exposición en Coney Island, incluso llegó a tener a su hija en una de estas incubadoras. Uno de los pregoneros que acercaba al público a la entrada de la exposición al grito de «¡No pasen los niños de largo!» era Archibald Lead, que años después se cambió el nombre por Cary Grant. Las vueltas que da la vida, yo aún espero hacer *Misión Imposible 14*.

Una cosa de la que Couney se quejaba, al igual que muchos de nosotros, era la poca importancia que algunos padres les daban a sus hijos en la incubadora. Sí, es así en ocasiones. Decía que los padres iban muy poco y era difícil que asumieran sus responsabilidades como tales. Zahorsky, que era uno de los que compraron las incubadoras tras la exposición de Buffalo, habló de «hospitalismo» y quiso implicar a ambos padres en el cuidado de los niños en la incubadora. Aún seguimos así, más de cien años después.

En 1934, en la exposición de Chicago, la cosa ya era claramente execrable. Una de las enfermeras se quejaba porque tenían instrucciones de poner, a medida que los niños crecían, ropa cada vez más grande, para que pareciera que los bebés eran más pequeños. Incluso la enfermera tenía un anillo con un diamante tamaño extragrande, para poder pasarlo por la muñeca del niño y que el niño pareciera más pequeño de lo que era. Es un claro ejemplo de engaño en las publicaciones, en este caso *de visu*. Alegría.

En los años cuarenta y cincuenta llovieron las críticas y estas actitudes fueron condenadas. Cuando en Nueva York se abrió una unidad hospitalaria que atendía a estos niños, Couney cerró sus exhibiciones para siempre.

El prematuro
más famoso del mundo

La familia Kennedy representa el poder, la gloria y el drama en el siglo XX. Varios de sus miembros fueron senadores, congresistas e incluso uno de ellos llegó a ser presidente de los Estados Unidos. Pero casi todos ellos tuvieron muertes violentas, ya sea por asesinatos, ya sea por accidentes, si es que alguien puede diferenciarlos con claridad.

El más famoso de ellos, John F. Kennedy, fue el segundo presidente más joven de ese país, y su vida familiar tampoco es que

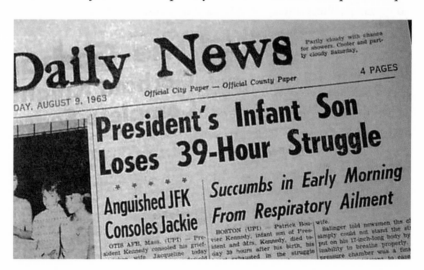

fuera fácil. Más allá de rubias a lo loco, tuvo que sufrir el drama de un aborto y el del fallecimiento de su hijo prematuro.

Y es de este recién nacido poco conocido del que voy a hablar. Aunque sea algo simplista, es uno de los que, con su muerte, más han favorecido el desarrollo del cuidado de los prematuros.

El 7 de agosto de 1963, nació Patrick Bouvier Kennedy, con 34 semanas de edad gestacional y 2110 gramos de peso, en la base militar Otis tras una cesárea urgente. Pronto inició problemas respiratorios y ese mismo día fue trasladado al mejor hospital de aquellos momentos, el Boston's Children Hospital para recibir oxígeno hiperbárico.

Aún estaba por llegar el uso clínico del surfactante (se descubrió en 1959 su relación con la enfermedad de la membrana hialina, pero no se fabricó hasta los años ochenta), la presión positiva continua y el desarrollo de los respiradores neonatales[32].

Desafortunadamente falleció el 9 de agosto de 1963 de la enfermedad de la membrana hialina, tres meses antes que su padre.

Gracias a la repercusión pública de este caso se destinaron más recursos y esfuerzos para la investigación de esta patología y el desarrollo de tratamientos eficaces.

A día de hoy, al menos en España, el tratamiento de la enfermedad de la membrana hialina, incluida la prevención con corticoides prenatales en la madre, ha logrado disminuir de forma drástica la mortalidad.

Tal es así que hasta hace pocos años, a los recién nacidos entre las 34 y 36 semanas de edad, se les llamaba «casi términos», cuando en realidad son «prematuros tardíos», ya que no están ni funcional ni anatómicamente igual de preparados que los niños a término a la vida extrauterina.

Recordad a Patrick Bouvier Kennedy cada vez que alguien diga que un prematuro está ingresado sólo para engordar. Es una gran mentira.

----

32 Un año después de la muerte de este prematuro, se aplicaban en algunos hospitales americanos enemas, enemas Epsom, en la creencia de que mejoraban la dificultad respiratoria.

¿Por qué los ochomesinos van peor que los sietemesinos?

Esto se sigue diciendo a día de hoy y se mantiene en la cultura popular, aunque el concepto esté bastante superado ya. Creo.

Parece que Hipócrates lo dijo, y de ahí viene la idea popular sobre esto. Ya sabéis que Hipócrates es el padre de la medicina[33], y leer sus tratados a día de hoy, crea gran asombro por ver qué inteligentes eran, y ver qué poco hemos cambiado en algunas cuestiones, aunque a veces sólo nos fijemos en sus errores.

En los tratados *Sobre el parto de ocho meses* y *Sobre el parto de siete meses* se hace un resumen del conocimiento sobre el embarazo y el parto, y la escasa viabilidad del feto a esa edad, que es el tema central de ellos.

Según sus teorías, el embarazo está dividido en periodos de 40 (anda, como la «cuarentena». 280 días de embarazo: 7 periodos de 40 días), siendo el primer periodo de 40 días el más peligroso porque es donde hay más abortos. Llegados a los 7 meses, es posible el parto, y se inician grandes cambios hacia los 8 meses, siendo este el periodo de mayor debilidad del feto. Posteriormente, el propio

----

33 Hipócrates vivió en la isla griega de Cos en el siglo v antes de Cristo. Se le considera el padre de la medicina, y sus textos han influenciado el pensamiento médico durante más de mil años. Sabemos que no pudo escribir todo, y que son varios autores. Otra escuela, la escuela de Cnido, es más cercana a los planteamientos actuales de la medicina, pero no tuvo éxito. No sabemos dónde estaríamos ahora si la escuela de Cnido hubiera expandido sus ideas.

nacimiento es un momento crítico, que se extiende hasta los cuarenta días tras el nacimiento.

Estas teorías se basan en el empirismo, y en general, no son muy desacertadas según el conocimiento actual, aunque los periodos de tiempo y el peligro del octavo mes no son explicados suficientemente. Hay que acordarse que estamos en el siglo v antes de Cristo.

En la traducción de la editorial Gredos de 2003, se dice:

Con respecto al nacimiento a los ocho meses, sostengo que es imposible que los niños soporten dos sufrimientos consecutivos y ésta es la razón por la que no sobreviven los nacidos a los ocho meses. Comienza a padecer el niño antes de que se produzca el parto y a punto está de morir cuando se da la vuelta en la matriz, porque se forman todos con la cabeza hacia arriba, pero nace la mayor parte con la cabeza por delante. Así salen de forma más fácil que los que nacen de pies.

Los antiguos partos de nalgas, ahora en algunos sitios cesáreas casi obligatorias. En muchos hospitales intentan cambiarlos de posición desde fuera con la versión cefálica externa[34]:

Las vueltas en el vientre también son otro peligro; los cordones umbilicales muchas veces aparecen enrollados al cuello de los niños. En efecto, en el caso de que el niño al darse la vuelta lleve su cabeza por la zona por donde se encuentra el cordón más extendido en el interior de la matriz, engancha el cordón, que se enrolla en torno al cuello o por el hombro, y, si sucede esto, necesariamente la madre sufre mucho y el niño o muere o sale con más dificultad.

De aquí la percepción, aún actual, de que las vueltas de cordón en el cuello del niño pueden causar asfixia, aunque es bastante discutible:

---

34 En muchos centros de medicina tradicional china se usa la moxibustión, en la que poniendo una especie de cigarros gigantes en la barriga de la señora, el bebé se gira. O eso dicen.

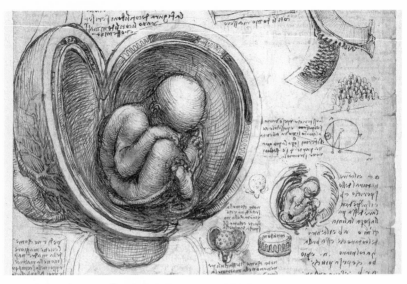

Estudio de embriones, dibujo de Leonardo Da Vinci h. 1510-1513.

Pero hay también algunos de siete meses que sobreviven —en una proporción muy pequeña— y es debido, por un lado, a que el ritmo y el tiempo en que se han criado en el interior de la matriz han conseguido obtener todo lo necesario que obtienen los fetos perfectamente formados y que más fácilmente sobreviven y, además, han sido expulsados fuera de la madre antes de que padecieran las enfermedades que se padecen en el octavo mes.

Aquí la solución a la tradición popular. Lástima que no haya ninguna prueba y que a día de hoy esto no sea cierto:

El feto puede salvarse sobre todo si nace al final del noveno mes, pues es más fuerte y está mucho más alejado de las enfermedades que se produjeron en el octavo mes [...] constituyen también una prueba con respecto a los padecimientos de los nacidos a los ocho meses los niños de nueve meses que nacen con menos peso del que corresponde al tiempo que tienen y al tamaño de su cuerpo, pues acaban de salir del padecimiento de las enfermedades. No nacen éstos como los de siete meses, bien provistos de carnes y con la gordura apropiada.

Aquí sí distingue a los recién nacidos que pesan menos de lo que deberían para su edad, siendo la causa estar recuperándose aún de los problemas del octavo mes. Genial aproximación a todos los problemas del tercer trimestre como el retraso del crecimiento intrauterino y el ser pequeño para la edad gestacional.

El tratado *Sobre el parto de siete meses* parece de otro autor (ya sabéis que fueron un montón) y es menos médico y más retador, al estilo de columnista de éxito de cualquier periódico, ya que dice que de dónde han sacado eso de que a los ocho meses sea inviable. Empieza mal, diciendo que él no ha visto ninguno, que cuenta lo que ha oído:

Se dan muchas desviaciones y errores de la naturaleza en los animales y en las plantas continuamente. Y así, a veces, tanto seres femeninos como masculinos se forman con muchas manos, muchos ojos, muchas orejas y todo tipo de formas retorcidas, como desviaciones asombrosas de la naturaleza. Porque todo tiene un momento oportuno de completarse y de constituirse según sus propias características.

Como se aprecia, acaba de ser padre de la dismorfología y la genética clínica:

Pero quizá preguntarán algunos por qué los nacidos a los ocho meses no sobreviven; como tampoco lo hacen los de tres meses. Muestran con la pregunta que son bobos e infantiles. En efecto, todo lo que ha recibido la vida tiende a adquirir una forma y completarse según lo que le es semejante […] el plazo de cada cosa es el que la completa regularmente.

Según esto, al parto se produce cuando el feto está maduro, y el tiempo en que esto se consigue depende precisamente de la adquisición de esa madurez, y está influenciado por el momento real de la fecundación.

Que os quede claro.

¿Para qué sirve
un recién nacido?

¿Para qué sirve un recién nacido? ¿Alguna vez os lo habéis preguntado? ¿Tiene alguna utilidad en sí mismo? Es una pregunta que da para extensas reflexiones filosóficas.

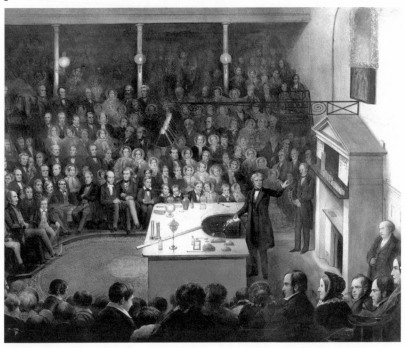

Litografía que muestra la conferencia de Michael Faraday en la Royal Institution en diciembre de 1855.

Pero, además, esta pregunta tiene un rastro de leyenda porque una persona famosa la hizo. En 1831, Faraday descubrió que si se pasaba un imán dentro de una bobina de metal, se producía electricidad.

La leyenda dice que cuando demostró esto, una persona del público le dijo:

—¿Para qué sirve todo esto que nos ha contado?— con un tono bastante escéptico.

A lo que el genio de Faraday contestó:

—¿Para qué sirve un recién nacido?

Y esa persona no supo qué responder.

Otras versiones dicen que fue Franklin y en otras se comenta que lo que dijo fue:

—No lo sé, pero pronto pagará por ello.

Gracias a este descubrimiento de Faraday se consiguió crear electricidad a gran escala, base de nuestro actual modo de vida.

Muchos de los hallazgos científicos no tienen un rendimiento inmediato, como un recién nacido, pero pueden llegar a convertirse en algo muy importante para los demás. La búsqueda de un rendimiento inmediato de las investigaciones nos lleva a una mirada cortoplacista que inhibe el desarrollo de la ciencia.

¿Para qué crees que sirve un recién nacido?

Tatúa a tu recién nacido en el hospital

Como siempre que uno maneja a un niño, alguien te dice «no me lo vayas a cambiar», en ese amago de chascarrillo chusco que al parecer es gracioso, propongo varias soluciones. La primera, pensar que en el cambio algunos niños saldrían beneficiados, todo hay que decirlo, y esa vía, si pensamos en el mejor interés del niño no hay que cerrarla. Ojo, el mejor interés para el niño. El tema legal ya si eso otro día.

Y la segunda, y quizás más radical, sería dejar de lado la toma de muestras de sangre materna y del cordón umbilical justo en el momento del parto, además de todas las etiquetas con número único que unen al recién nacido y a la madre, por si fuera necesario incluso hacer un estudio genético para demostrar de quién es el niño. Modernidades que no valen para nada. Las cosas modernas de la juventud de ahora. Propongo cambiarlo por tatuar a los niños en la piel su nombre, así no se perdería ningún niño, a no ser que las madres se llamaran iguales[35]. Aunque esta propuesta es descabellada, ya se realizó en un hospital de relumbrón en Nueva York en 1938.

Con una lámpara de luz ultravioleta portátil y unos moldes de letras, la afanosa enfermera tatúa las iniciales del recién nacido en la piel del bebé, y también en la piel de la madre, de forma que el error no es posible. Salvo errores ortográficos de la enfermera, que

---

35 No «iguales» de nombre, sino que tuvieran nombres similares.

todos *semos* humanos. Habría que saber si un bebé era negro qué efecto tenía el tatuaje. Mirad la siguiente foto.

Es posible que algún niño saliera con un RIP en su muslito (Rudolph Inn Picurlen), camino de la sala de autopsias, yo el mensaje lo vería claro. Incluso alguno tendría un ASS (Anthony Salvatore Smith, pero que significa «culo» en inglés), que sería hábilmente tapado en las fotos de la época.

El tatuaje realmente duraba unas dos semanas, y tras ese periodo, desaparecía.

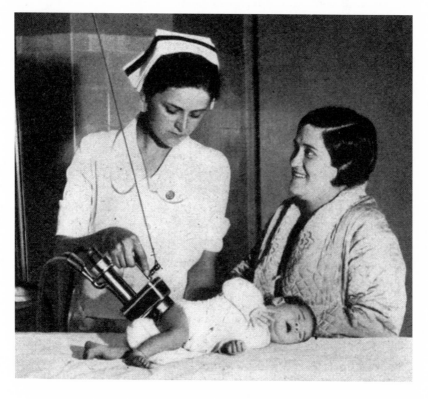

La mujer de la derecha me da mucho miedo.
Ilustración del artículo sobre la nueva lámpara ultravioleta para marcar bebés
en la revista Popular Science, *diciembre de 1938.*

De monstruos
a milagros

Es bastante conocido el término «siamés», no sólo refiriéndose a los gatos, sino también a los humanos. Casi todo el mundo ha visto o leído una noticia sobre siameses y su separación quirúrgica, pero esta visión del milagro médico no es ni mucho menos la percepción que la cultura e incluso la medicina ha tenido de estos niños a lo largo de la historia.

Desde la Edad Media hasta la Ilustración, e incluso hasta hoy en día, se les ha llamado monstruos de forma científica (y nada humana, por cierto).

Cuando un espermatozoide se une al óvulo, y forma un cigoto, puede suceder que este se divida, formando gemelos, siempre del mismo sexo. Pero si se divide muy tarde, más allá de las dos semanas, esta división no es completa y se crean unos gemelos siameses, compartiendo diferentes estructuras y órganos según el momento exacto de la separación. Se da aproximadamente 1 caso cada 200 000 partos, y la mayoría nacen muertos y son mujeres (no se conoce la causa de esto).

Desde siempre los siameses o similares han aparecido en mitos y leyendas (Jano[36] tenía dos caras, el centauro tenía cuatro piernas, como algunos siameses).

---

36 Jano es el dios romano de los comienzos, los finales y las puertas, y se suele representar con dos caras. Por eso le da el nombre al mes de enero, que deriva de Jano, Janero y de ahí enero. Río de Janeiro se llama así porque se descubrió el emplazamiento de la ciudad el 1 enero, creyendo que era la desembocadura de un río.

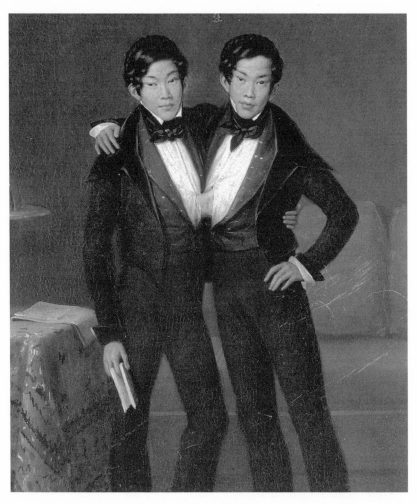

Los hermanos Chen-Eng Bunker en un cuadro de Edouard-Henri-Théophile Pingret, 1836.

Isidore Geoffroy Saint-Hillaire, zoólogo, hizo una clasificación de estos niños usando términos griegos según la zona de unión. Toracópagos a los unidos por la cavidad torácica; craneópagos, cuando se unían por el cráneo; isquiópagos si la unión era por el sacro y cóccix en su parte inferior, con dos columnas vertebrales; pigópagos a los unidos por sacro en su parte posterior y lateral; onfalópagos si estaban unidos por la región umbilical.

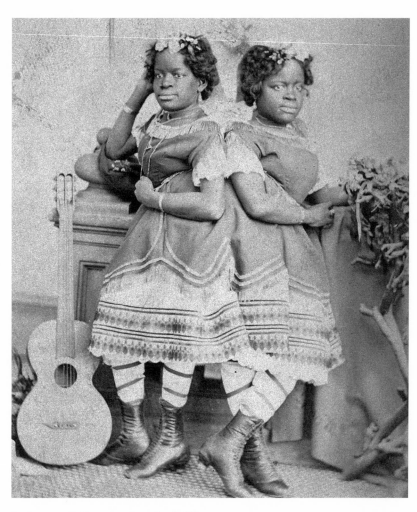

Las hermanas McCoy en una fotografía de 1871.

Desde Hipócrates se creía que se formaban por una gestación con exceso de semen, pero que no lograba crear dos personas diferentes, aunque las explicaciones populares lo han achacado a gestaciones impuras, maldiciones o diferentes traumas durante el embarazo.

En la Edad Media, existían libros describiendo a estos seres, muchos de ellos con algunas ilustraciones probablemente fruto de la imaginación más que de una verdadera observación, de forma que se copiaban de unos libros a otros niños que nunca se han visto posteriormente.

Mary y Eliza Chulkhurst son los siameses más antiguos documentados, nacidas en 1100 en Kent, del tipo pigópago, y llegaron a vivir 34 años (aún se venden pasteles con su figura 900 años después en Kent).

Ambrosio Paré (el padre de la cirugía) fue el que en el siglo XVI hizo un libro sobre monstruos y prodigios[37] evitando todas las descripciones mágicas y acercándose de forma más científica, con descripciones más realistas. Ay Paré, que decía que el cirujano se forma en la guerra. Cuánta razón.

Quizás el caso más conocido de gemelos siameses es el de los hermanos Chan-Eng Bunker (1811), nacidos en Siam[38]. Inicialmente el rey de turno ordenó matarlos por creer que eran un mal presagio, pero finalmente no se realizó dicho sacrificio. Tanto cambió la situación que el nuevo rey, Rama III, los agasajó y los llevaba en representaciones diplomáticas. Unos occidentales convencieron al rey para llevarlos de gira por Estados Unidos e Inglaterra, y al poco tiempo ya se dedicaban al mundo del espectáculo, recorriendo varios países y siendo muy conocidos

Estaban conectados por la parte baja del tórax. Lograron cambiar en parte la idea de monstruos que hasta ese momento se tenía de ellos. Se casaron con diferentes mujeres y tuvieron veintiún niños, de los que solamente sobrevivieron once. Un espectáculo debió ser aquello.Volviendo de un viaje a Rusia uno de ellos sufrió un infarto cerebral y obligó al otro a transportarlo durante tres años, hasta que los dos fallecieron (con 62 años).

En 1851, en Norteamérica nacieron dos esclavas negras unidas, las hermanas Millie y Christine McCoy y también fueron exhibidas por EE.UU. e Inglaterra, ya que cantaban y bailaban (en varios idiomas). Se comprobó que solamente tenían una vagina y un ano, pero dos uretras y dos clítoris. Murieron (ya libres) de tuberculosis en 1912.

---

37 A. Paré. *Monstruos y prodigios*. 1575, Siruela, 1993.
38 Ojo a esto: de Siam, siameses. Siam ahora es el país al que llamamos Tailandia.

No fue hasta el siglo xx que se intentó la separación quirúrgica de estos niños con garantías. Hasta entonces, los intentos no habían tenido mucho éxito, y en algunos casos, las propias personas se negaron, incluso por motivos económicos (en las dos parejas anteriores, cuando el ictus y la tuberculosis acabaron con uno de los miembros de la pareja, se les planteó la separación, pero se negaron).

El éxito más antiguo respecto a la separación data de 1690, cuando se consiguió separar a unas hermanas unidas por una banda fibrosa en el abdomen. Los casos con más compromiso, como las uniones torácicas o abdominales con órganos compartidos, solamente llevaron a la muerte de los dos o de uno de ellos, pero no de la supervivencia de ambos. En 1900, Eduoard Chapot-Prévost separó a unas gemelas unidas por el tórax y una de ellas vivió tiempo, pero la otra solamente sobrevivió ocho días. Con el desarrollo médico se logró separar a siameses unidos por el cráneo en 1956, y en 1957 a unas siamesas unidas por el sacro en Filadelfia

En 1973 se lograron separar las primeras gemelas isquiópagas, las hermanas Clara y Alta Rodríguez[39], también en Filadelfia, por el mismo médico, Koop.

---

39 Una de ellas murió tres años después por un atragantamiento sin relación con nada de esto. La otra ya es madre.

Dispositivos «guachis»
para padres «helicóptero»

Ayer, cuando estaba explorando por última vez a un niño que había nacido prematuro, antes de darle el alta, me encontré con algo inesperado.

Mi sorpresa fue que encontré una cosa al quitarle el pañal, una especie de pinza gigante, que pesaba lo suyo, enganchada, y que me comentaron los padres que servía para ver si el niño respiraba, que incluso te podía avisar vía wifi. El niño se iba con oxígeno y un pulsioxímetro. La caja, que la tenían guardada, era muy bonita, y explicaba que era para que el niño estuviera más seguro y prevenir la muerte súbita. Nada decía de dormir boca arriba y eso. El caso es que les pregunté por el precio del aparato y era de tres cifras. Interesante.

El nicho que representan los padres jóvenes (casi siempre son jóvenes, los que nos hacemos viejos somos nosotros) está explotado por las empresas. Los padres helicóptero quieren estar siempre sobrevolando encima de sus retoños, de forma obsesiva. Son así[40].

Al miedo que suponen ciertas patologías de los niños para estos padres se une el miedo que se vende para que no te quede más remedio que comprar un aparato (el ritual de hacer o comprar algo siempre es útil). El miedo vende, mira sino *Crepúsculo*. Eso sí,

---

40 A otros como los padres orificiales, les da por meter cosas por orificios, es lo que les va. Los reconocerás por comprar balanzas para pesarlos día a día, chupetes con termómetro, etc.

comprando un aparato *guachi*. Hay por ahí un anuncio de la televisión que dice que los ladrones buscan casas sin alarmas. Y luego te venden la alarma. Pues esto es algo parecido. Porque dar las medidas básicas para evitar, por ejemplo, la muerte súbita del lactante, que son gratis, no es ni viste lo mismo.

En algunos hospitales usan iPads para que los niños de la UCI neonatal hagan teleconferencias con sus madres, una solución *guachi*, pero que quizás con habitaciones individuales se solucionaría, con mejores resultados en el niño. Eso sí, si el niño quiere, que en la UCI neonatal a veces es que no quieren ni hablar de ello.

Además de este aparato, en el mercado hay una infinidad de dispositivos para calmar las conciencias y ansiedades de los padres y madres que quieren hacer un ritual mágico de protección, esto es, comprar un aparato *guachi*. Y como este mercado está abierto a lo que sea, surgen cosas peregrinas. Por ejemplo, existen unos pañales que analizan la orina de forma que te avisan si detectan alguna cosilla extraña, a precio de un riñón. Que el pañal te dice si el niño está deshidratado o no. El primer día de vida no parará de pitar, claro. Es muy útil, captura el código QR y el *interné* te dice si está o no deshidratado o si necesita que lo cambien. Por lo visto también sirven para detectar las infecciones de orina. Vas a saber tú más que el pañal este de ricos *guachis*.

Hay también un calcetín, por llamarlo de alguna forma, que manda las constantes vitales del bebé a tu teléfono inteligente, de tal forma que si hablas por teléfono y se muere, después de la llamada seguro que te lo dice. En la página web dice que te avisa al móvil si deja de respirar. *Guachi*.

También existe un bodi con banda lateral verde que parece miss Huerta Murciana, que hace algo parecido. Tiene una tortuguita verde que recoge datos del bebé y los manda, cómo no, al iPhone o similar, de los padres. Según dicen algunas páginas web españolas que se dedican a asustar a padres «recoge toda la información que necesitas saber sobre tu hijo». Toda. Bien. Mide la temperatura, la postura en la que el niño está, puedes escucharlo a través del animalico, y mil cosas más, y probablemente si compras la versión *premium* la tortuga hace reanimación cardiopulmonar y llama al 112.

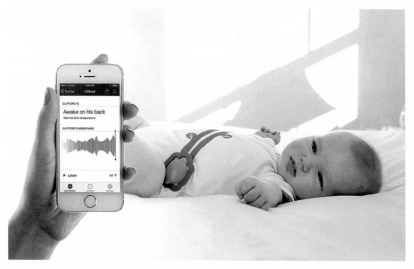

El niño está boca arriba… lo dice el móvil (Foto comercial del la app Mimo Smart Baby Monitor).

El mundo de las aplicaciones en los *smartphones* ya casi se ha ido de madre. Las hay para todo o casi. Las más comunes son las que convierten al móvil en el terminal para recibir la imagen de una cámara que se le pone al bebé, al estilo *Paranormal Activity*. Otras, por ejemplo, sirven para ver el color de la piel del niño, y decirte hasta el nivel de bilirrubina.

El mundo del embarazo también está lleno de dispositivos *guachis*. Uno de mis preferidos es una banda que abraza el abdomen de la madre, y cuando nota una patadita, manda un mensaje a Twitter. El dispositivo se llama Kickbee, y se anuncia con una frase lapidaria: «¿Por qué no va a usar las redes sociales porque esté en el útero?». También permite mandar un mensaje a correos electrónicos previamente seleccionados.

En las tiendas de aplicaciones hay muchas tonterías que analizan el llanto del bebé y te dicen qué es lo que están diciendo, *haikus* y cartas a los Corintios en la mayoría de ocasiones, pero yo me arriesgo a decir que la cosa es más sencilla: miedo, hambre, frío, caca, cógeme, quiéreme. Lo mismo que decimos con la edad, pero con otras palabras y gestos más sofisticados.

Un día dijeron: vamos a hacer algo grande; e hicieron el osito Teddy, un peluche que al tocarle la mano roba datos de la frecuencia cardiaca, saturación, etc., del niño, y cómo no, los manda al móvil. Y eso que meter el oso con el lactante en la cuna va muy bien para la muerte súbita. Para tenerla, proclamo. No me diréis que no es *guachi*.

Estos dispositivos de vigilancia de la respiración, movimientos, etc., dan muchas falsas alarmas y no han demostrado que sirvan para reducir la muerte súbita del lactante. Es así[41].

---

41 David King, «Marketing Wearable Home Baby Monitors: Real Peace of Mind?», en *British Medical Journal*. 2014.

Los gases del recién nacido, otra patraña

Los gases en el recién nacido son una patraña, por lo menos como causa de todos sus males. Vamos a concretar un poco más.

No vamos a hablar del cólico del lactante, que suele iniciarse a partir de los quince días de vida, y del que muy poco se sabe sobre su causa. Si queréis decir que una de ellas son los «gases mal expulsados», pues nada, me parece bien; yo apostaría más por decir que mejor es porque los unicornios existen. Las dos cosas están igual de demostradas y si echamos la culpa a los gases, al menos no existe ninguna asociación a favor de los gases que se enfade[42]. Demasiado hacemos con distinguirlo del resto de cuadros clínicos en esa época, como para saber la causa de un cuadro tan complejo *de visu*.

Me quiero referir a los gases de los recién nacidos, como el mayor problema de los niños en las maternidades de los hospitales de España. Estos niños suelen tener entre una o dos horas y cuatro o cinco días, y pasando, todos los días me dicen que si esto o aquello que le pasa al niño es por los gases. Partiendo de la base de que los gases son necesarios para vivir, especialmente los que llegan a los alveolos capilares, difunden a la sangre y llegan a las células, los gases como causa de males no aparecen en mis libros ni en la literatura científica he encontrado referencias a ellos. Puede ser desconocimiento, lo admito. Tampoco ha hecho la búsqueda en chino, quizá allí lo tienen claro.

---

42 Creo, pero no podría asegurarlo al cien por cien.

Por suerte, en un porcentaje inventado cercano al 99 por cien, cuando me dicen que un recién nacido tiene gases lo que suele tener es hambre. Mucha hambre. HAMBRE con mayúsculas, no el hambre al que la mayoría de adultos están acostumbrados (hambre social). Suele darse la dupla de que el niño tiene gases porque llora mucho, y así entramos en un círculo vicioso del que es difícil salir. Casi siempre tienen gases los que más permanecen en la cuna; en ocasiones, cuando no se agarran a la teta les comento que sólo las crías de camaleón son capaces de agarrarse a 2 metros de distancia[43].

Y un niño con supuestos gases está muy irritable, hasta tal punto que puede parecer que le pasa algo de importancia. Ése es uno de los peligros de llamar «gases» a un niño que llora de tan corta edad: ¿cómo sabe la gente que son gases, si es que existen? Teniendo en cuenta la escasa gama semiológica que un recién nacido aporta, ¿cómo se atreven a asociar el llanto a gases? Y con esto meto a muchos compañeros que te venden la historia de los gases como verdad suprema. Ya en el cólico del lactante de niños más mayores uno de los ítems es descartar otro cuadro, como para tenerlo descartado de entrada en un niño entre uno y cuatro días.

Siempre que me llaman para los gases de un niño los engancho a la teta, especialmente a la de su madre, para no crear más problemas. Romper la asociación *gases-pidecontinuamente-llora-córtaleelfrenillo* es difícil, pero no imposible. En algunas ocasiones, por desgracia, los llamados gases son algo más que hambre. Por ejemplo: una torsión testicular, una meningitis, una invaginación, una herida corneal, una fractura de clavícula… Leo por ahí descripciones para padres de niños tan pequeños dando la seguridad de que lo que le pasa al niño son cólicos o gases que me quedo pasmado. Creo que siempre que un niño de tan pocos días es acusado de tener gases (gases en su cuerpo debe tener, ya te lo digo yo), hay que pensar muy bien en qué síntomas darían algunas otras patologías. Si alguien me dice que claramente son gases por la clínica, me descubro, es mi

---

43 Entiéndase la ironía, que el camaleón es un reptil y no se agarra nada más que por vicio. Todavía nadie me ha comentado eso de que los reptiles no dan el pecho. La LOGSE hizo mucho daño.

ídolo. Le auguro una erupción dentaria llena de calamidades, flatulencias, fiebres y diarreas. El tema de que toma muchos gases si no se agarra bien o si toma mucho aire, pues qué queréis que os diga, son buenas historias, pero no está claro que sean parte del problema (aunque sí parte del negocio). En todo caso, remediar eso no le vendrá especialmente mal, si es que en algo le ayuda.

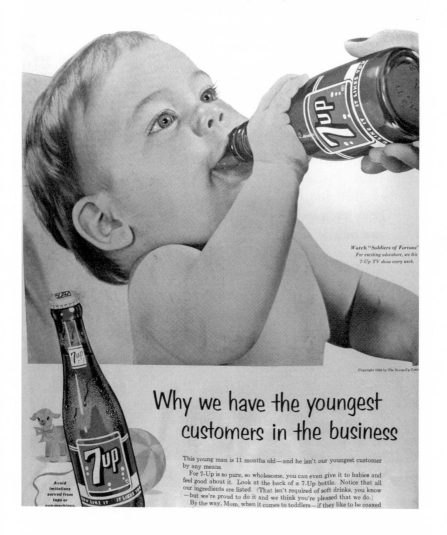

A ver si lo de los gases va a ser por esto... Detalle de un anuncio de la gaseosa 7up de 1955.

Los gases en los recién nacidos están para quedarse. Al nacer, los gases aún no han llegado a las partes más distales del intestino y poco a poco van avanzando hasta llegar al ano. Por otro lado, los senos paranasales no suelen estar aireados y por mucho que queramos se llenarán de gases posteriormente. «Doctor, mi hijo tiene gases en los senos paranasales». Qué tragedia, operémoslo ya.

De esto viene el segundo problema, el tratamiento. En muchas maternidades corre el Aerored como si fuera una boda, y se lo dan a cualquier niño que llora mucho (cuando el niño que no come bien, en general, llora), normalmente con escasos resultados. Nosotros tuvimos un periodo en el que ya nos hicieron caso y desapareció, aunque a veces lo veo escondido en recovecos. Y del Aerored hemos pasado a la sacarosa al 20%, que parece que no se soporta que un bebé llore lo más mínimo[44]. De ahí se pasa al *nosequé digest* y *tralarí-anticólico*, empezando la cadena de violencia que acaba en cambiarle la leche cada quince minutos hasta encontrar la que le va bien. Ideal.

Si el recién nacido además es de los que no eructan ni aunque le des un masaje cardiaco por la espalda, pues horror y pena. El niño no expulsa los gases como diagnóstico. Empecemos a cambiar todo hasta que poco a poco, el reflejo gastrocólico se atenúe, se alimente mejor, o se le enchufen los biberones. Añadamos más medicaciones de dudosa eficacia como la enterosilicona (Aerored y similares) o démosle infusiones (he leído por ahí que darle infusiones a un recién nacido no es peligroso…).

Si ya nos va el tema de visitar la farmacia, pues algún producto homeopático (excluida el agua en vaso, que renta poco) que mejorar no mejora nada, pero ya sientes que haces algo. Desde luego que daño no le hará, salvo que sea un gremlin y le estés dando agua sin querer[45].

Repito: a esta edad todas estas actitudes me parecen peligrosas. En ocasiones el uso de otras sustancias, como el anís estrellado,

---

44 Eso sí, no le duelen sus carnes ante esa analgesia gratuita. Es ideal para perforar los lóbulos orejiles.

45 Recuerda que si lo es, tampoco debes alimentarlo más allá de la medianoche, pero no decían nada de a qué hora se les podía dar de desayunar.

pueden crear incluso intoxicaciones. De todos es conocido que algunos pediatras tienen su pócima mágica, ya sea algún antihistamínico clásico que seda un poco, ya sea solución de Marfan...

Los recién nacidos no están diseñados (entiéndase) para echar los gases tras cada toma. No es algo obligatorio, la verdad, y en parte lo hacen porque el esfínter de entrada al estómago está más laxo que en épocas posteriores y si lo ponemos en posición vertical son capaces de escapar hacia arriba. Muchas madres dicen que tienen gases porque al darles de mamar, notan cómo se mueve el intestino y lloran. Eso es el reflejo gastrocólico ya comentado, y va desapareciendo con el tiempo. Si es verdad que los gases existen, supongamos, se debería dar de comer al bebé todo lo que quiera y sin horarios, no esperar a que llore para alimentarlo, o que lo haga con tanta ansiedad que se llene de aire ambiental, cogerlo cuanto más mejor y si persistieran los síntomas, acudir a su pediatra.

LACTANCIA

El ser madre es una actitud,
y no una reacción biológica.
Robert Heinlein

Leche de brujas

Es curioso como muchos términos médicos han ido evolucionando de forma que cambiamos las palabras para adecuarlas a la verdadera raíz fisiológica del fenómeno. Es decir, vamos variando cómo llamamos a las cosas según sabemos cómo son en realidad o qué pasa detrás de ellas. Ya nadie dice cólico miserere, ni peste blanca, ni cosas así[46]. Pero pese a esta tendencia, aún perduran, de forma casi aleatoria, algunos términos que no han cambiado nada a lo largo de la historia, como *exitus*[47] para referirse a la muerte del paciente.

Cuando se describen las cosas que tiene o hace un recién nacido, se usan términos anatómicos o médicos, pero aún quedan algunos que, por antiguos, no dejan de ser entrañables, como el picotazo de la cigüeña[48] o la leche de brujas.

Esta última se refiere a una secreción de calostro que niños y niñas pueden tener de sus pechos a los pocos días de vida, junto con un aumento en el tamaño de las mamas, debido en parte a un paso de hormonas maternas, siendo transitoria, y sin ninguna repercusión posterior si uno deja las manos quietecitas (hasta el 5 % de los niños lo tiene, niños y niñas, y en algunos casos puede durar meses).

---

46 Ahora se dice *fofisano*, no sé si evolucionamos de verdad o vamos hacia un precipicio.
47 Apendicitis: cólico miserere; peste blanca: tuberculosis; *exitus letalis*: proceso o salida hacia la muerte, es como los médicos dicen que el paciente ha terminado falleciendo.
48 La mancha color salmón que tienen los recién nacidos encima de la nuca.

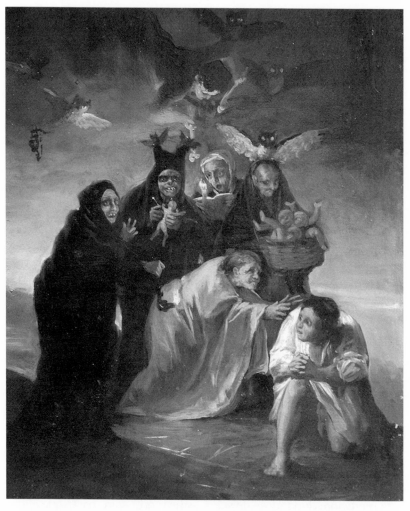

Escena de brujas *1797-1798, Francisco de Goya.*

¿Leche de brujas? ¿Por qué se llama leche de brujas? ¿Cómo no se ha cambiado este nombre? Cuando era residente, me acuerdo de una niña con mastitis a la que le habían sacado la leche de brujas, exprimiéndole las mamas. Aún hoy en la información por escrito que damos a los padres (que no suelen leer) se habla de la tumefacción mamaria, la posible salida de leche y que por lo más grande no las estrujen.

Para empezar a conocer el significado, hay que entender que eso de que salga leche de las mamas de un bebé es una guarrada, y que si sale será para algo, por ejemplo, para alimentar a unas brujas. Lo normal. Hay que dar explicación a lo que uno ve, en vez de pararse a pensar o concluir que no se sabe la causa.

Esas brujas venían en forma de pájaro, rata, murciélago, etc., por las noches, para beber de los pechos de los neonatos. Estas leyendas fueron alimentadas por múltiples referencias en escritos ya desde la Alta Edad Media. En muchos casos se creía que las brujas tenían marcas, como verrugas o pezones supernumerarios, usados por sus diablillos para comer de ellas, y que estos diablillos también chupaban las mamas de los recién nacidos.

Es decir, que cualquier mujer avanzada a su época, disidente o con problemas mentales, era acusada de bruja por tener una verruga (aún se dice eso hoy en día, tiene una «verruga de bruja») o un pezón supernumerario, como prueba inequívoca de que lo usaba para dar de comer a sus duendes, y a veces, tantos tenía que debía usar la leche de los neonatos. Eso es una lactancia extendida y lo demás es tontería. Tras torturarlas, decían que sí a todo, y la idea se perpetuaba[49].

También en siglos anteriores existieron referencias médicas sobre la producción láctea de un recién nacido, por Boerhaave, Morgagni, etc., incluso se postuló que podían tomarla dentro del útero, ya que a veces la vomitaban antes de ser alimentados al nacer. Las madejas diabólicas. Otra vuelta de tuerca.

En el siglo XIX, en muchos libros médicos se hacía referencia a esta secreción, dudándose de si era leche u otra cosa, hasta que el desarrollo del laboratorio demostró que sí, que era leche. En 1859 se publicó un caso en la revista *The Lancet*, y posteriormente en otras, alertando de la costumbre que había de exprimirlas para que no se retuviese el líquido y creara enfermedades, pero realmente produciendo mastitis y otros problemas. Lo que ha cambiado la cosa, ahora mandas eso a *The Lancet* y ni lo leen. Es que nos falta nivel de inglés.

49 Malcolm Potts, *Historia de la sexualidad humana desde Adán y Eva*, Cambridge University Press. 2003.

Entonces, ¿por qué la costumbre de exprimir las mamas de los pobres neonatos que tienen secreción? Volvemos a las brujas. Las brujas usaban la leche para muchas cosas, como hacer cerveza y pócimas, y eran capaces de sacarla de lugares insospechados, así como hacer que la leche fuera azul, verde o que no se pudiera hacer mantequilla (¿tendrá algo que ver esto con aquello de no conseguir mayonesa durante la menstruación?). Quizás de ahí la vaca morada de Milka.

Parece que las matronas populares y las abuelas (y algún abuelo también, digo yo) creían que si no se vaciaba el pecho de forma regular, vendría una bruja o un duende a por ella. También existía la creencia de que seres del otro lado podrían venir y cambiarte a tu hijo (con más motivo si además tenía leche)[50]. Algunos creen que el dar peluches y juguetes a los niños tan pequeños puede tener esa macabra historia de fondo. En algunas tradiciones del centro de Europa además de exprimir la leche, se ponía un cuchillo en la cuna, o se cambiaba al niño por otro de juguete. Esta creencia está constatada en el juicio a las brujas de Salem[51], donde entre otras acusaciones, se decía que una de las chicas chupaba las mamas de los recién nacidos.

Aún hoy hay que decir que no se haga, y me temo que de vez en cuando se exprimen. En otras épocas, como refleja Blanca García[52], era la práctica habitual en la España profunda.

---

50 Me vean el capítulo de *Niños robados y asesinados*.
51 Thomas R. Forbes, «Witch´s Milk and Withes´ Marks», en *Yale Journal of Biology and Medicine*. 1950.
52 Entrevista a la matrona Blanca García en *El Correo Gallego*, 20 de marzo, 2010.

¿Se agarra a la teta como un adulto?

Hace un tiempo un ilustre compañero, ya retirado, le preguntó a una madre si su bebé se enganchaba al pecho como un adulto, yo fui testigo de esto y por lo visto lo preguntaba con frecuencia.

El caso es que yo creía que el agarre al pecho de una madre por un adulto podía deberse, iluso de mí, a dos razones principales. Por un lado, a seguir creyéndose un niño grande, o bien responder a cuestiones eróticas de las que no voy a hablar.

Pero no, existe otra posibilidad, respaldada incluso por la Iglesia católica. Es el caso de la lactancia de san Bernardo (el perro no, el otro). Es un tema poco conocido, quizá porque da algo de reparo. Al igual que he visto regañar a jóvenes por besarse o a madres por dar el pecho en público, puede que este tema avergüence a alguno y trate de no airearlo.

San Bernardo era un noble que renunció a su riqueza (el primero que hacía eso en la historia por lo visto), y luego fue muy bueno, que dejaba sentarse a las embarazadas en el autobús. Hay varias versiones sobre un sueño[53] en el que se le apareció la Virgen y le daba leche de su teta, bien para asegurarle su papel de madre, bien para transmitirle la sabiduría de Dios. En otras versiones lo que mejoró fue su oratoria y su capacidad para predicar. Todo muy

---

53 Si aquí más de uno contara los sueños que ha tenido alguna vez, no sé si santo lo harían, pero las películas de Almodóvar tendrían argumentos esperables y muy creíbles.

raro lo mismo suavizó la versión del sueño que tuvo (a saber lo que soñó).

Se le nombró santo en 1173 y leyendo su hagiografía en la santopedia[54] parece que era muy guapo (según su hermana… lo normal que dice una hermana de uno, aunque seas más feo que mirar la parte de atrás de un frigorífico) y de ojos grandes. Curiosamente la santopedia no menciona el episodio de la leche de la Virgen —qué raro, ¿verdad?— pero sí el intento de violación que la dueña de una casa perpetró sobre él, porque, como ya he dicho, era muy guapo. *Mother of the beautiful love.* Cuánta psicopatología.

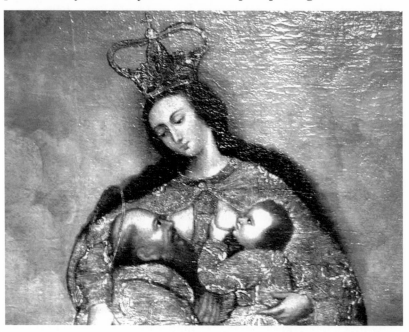

Lactancia en tándem. Virgen de la Leche con el niño Jesús y san Bernardo de Claraval, *detalle. Anónimo, Perú, 1680.*

El caso es que como lo contó y aún no se había descubierto el haloperidol, pues decidieron hacer un cuadro conmemorativo, y

---

54 http://www.santopedia.com/santos/san-bernardo-de-claraval

luego otro y otro. También algo influyó el ser rico para que le hicieran caso. Así, empezó a representarse a san Bernardo recibiendo la leche de una madre, especialmente en los monasterios cistercienses. En muchas de esas representaciones la leche brotaba de la teta y haciendo un recorrido rectilíneo perfecto, caía en su boca, con la famosa técnica del porrón o botijo[55]. Que si salía así, la madre tenía una hipertensión intramamaria. De esta forma se evitaba que los labios del santo varón tocaran el pecho de la señora, y eran más vendibles, me imagino. Aun así hay representaciones del señor barbudo chupando directamente del pecho.

El santo se representaba rezando, en un nivel más bajo que la madre, y siempre con el niño Jesús presente, para que quedara claro que un chorrito y poco más. Y porque yo quiero, que te convierto el agua en vino y la leche en aceite de ricino.

En las *Cántigas de Santa María* (el libro) también un monje resucita tras recibir la leche de la virgen María. Si Sigmund Freud hubiera tratado a este señor, no sé cuál sería el diagnóstico, más allá de un complejo de Edipo como una catedral o un monasterio en este caso, ni la minuta que le cobraría.

He encontrado otras versiones, donde se dice que Bernardo le decía a una estatua de la Virgen «muestra que eres madre» y en ese momento se sacó la teta la estatua y le proyectó la leche. Todo muy normal.

Otra versión dice que guardaba tanto ayuno por su fe que la Virgen le dio su leche como premio. Como no tenían móviles con cámara ni nada en esa época nos tenemos que conformar con creer al santo varón, en sueños, eso sí. Fray Bernabé de Montalvo lo llama el abogado de los pechos femeninos, y quizás el hombre soñó eso, pero seguirle la historia ya va siendo problema nuestro. ¿Cómo sería la relación con su madre? Al parecer también hablaba con ella tras su muerte, al estilo *Psicosis*.

---

55 Un botijo es un invento español prehistórico que ahora se ve en los centros de interpretación de los pueblos. Servía para enfriar líquidos sin enchufe y para darte con él en la cabeza a poco que te despistaras si lo colgaban de un gancho.

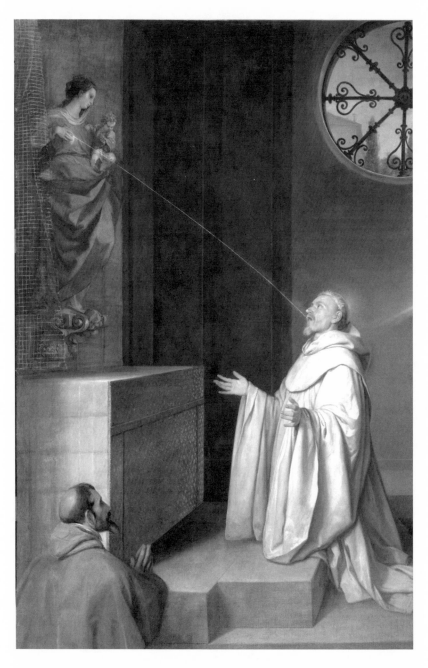

San Bernardo y la Virgen, *1657 - 1660 de Alonso Cano.*

La leche de la Virgen también se ha considerado por momentos como sustancia mágica capaz de curar a pecadores y otras gentes de mal vivir. En la catedral de Oviedo y en Roma, dicen que la conservan, tienen que tener un congelador no con cuatro estrellas, sino con una Vía Láctea incrustada.

El ocultamiento de este episodio de la vida de san Bernardo muestra la visión sensual y erótica que la Iglesia en esa época asoció a la anatomía femenina, alternando periodos de exaltación con otros de recato[56].

Por lo tanto, para aquellas personas que se avergüenzan de ver una teta, recordad que Bernardo era muy bueno y guapo, y tomó teta de la virgen María y luego lo hicieron santo. A ver si ahora en determinados espacios públicos vamos a tener que hablar de religión o a más de un creyente vamos a tener que hablarle de la vida de los santos, justamente cuando estamos alimentando y dando amor a un niño, que ni barba tiene. Hombre ya.

---

56 En Argentina, conocedores de este episodio, hasta existe un dulce de leche que se llama san Bernardo.

La lactancia materna
es mala
(dicen los médicos)

Cuando uno tiene un niño de más de 2 años que toma pecho a demanda, es capaz de recitar un centenar de causas supuestas de estar haciendo una barbaridad con el niño, porque todo el mundo te cuenta su opinión al respecto, y la mayoría de ellas no son positivas, especialmente las de personas de más edad. Es curioso que las abuelas de hoy sean más reacias al pecho que las bisabuelas, por regla general. Aunque los padres crean que lo hacen por el bien del niño. No cuenta, eres el blanco de cualquier reunión familiar. Este bombardeo constante de invitaciones a cesar la lactancia no siempre es achacable a la cultura popular.

Para empezar, la mayoría de médicos pediatras entre 30 y 40 años no han sido formados de forma correcta en la alimentación del niño, puesto que la lactancia materna era un tema más, y se veían a las madres con lactancia más allá de 12 meses como raritas, y por encima de 2 años ya ni lo cuento. Asimismo, se admitía la lactancia materna y la artificial como alternativas equidistantes, porque aunque todos decíamos que la materna era lo mejor, poco hacíamos para fomentarla de verdad. Quizás parte de esto viene de que los que nos formaron vivieron el *boom* de la lactancia artificial, de tal forma que ni textos de referencia existían al respecto, o no se leían. Por suerte todo esto está cambiando y actualmente las tasas de amamantamiento están creciendo. Pese a todo, aún te encuentras con pediatras que recomiendan tomas cada tres horas, pecho diez minutos, dejarlos llorar por la noche y a partir de los cuatro meses, café, copa y puro. Ésa es la pediatría que yo mamé y de la que por suerte me zafé.

La medicina tiene mucha culpa de esto. Muchos de esos factores aún pueden contemplarse en la práctica diaria aunque parezca que somos lo *más mejor*. Y es que nos referimos a los impedimentos que los sanitarios hacemos a esta sencilla forma de alimentarse (y mucho más) que tienen los niños[57].

En el siglo XIX, en París, se estimó una mortalidad infantil del 5% en amamantados respecto al 45,8% de los no amamantados, entre otras cosas por la mala conservación de la leche de vaca en épocas estivales.

En la Grecia clásica, se creía que parte de la sangre menstrual se transformaba en la leche materna. Aristóteles continuó por ese camino y decía que «días después de la concepción, la menstruación no sigue su curso habitual, va hacia la mama, en la que la leche empieza a aparecer». Galeno no mejoró la cosa y creía en una comunicación directa entre el útero y las mamas, creándose la leche en el proceso de paso de un lugar a otro. Esta doctrina galénica perduró durante toda la Edad Media y así Avicena (siglo XI) seguía diciendo que «durante el embarazo, la sangre que de otra manera sale de la mujer durante la menstruación se vuelve nutriente para el embrión». Alberto Magno en el siglo XIV decía que lo primero que pasaba es que de la parte superior del útero salía un vaso que conectaba con los pechos, subiendo el flujo menstrual hasta ellos.

En siglos posteriores, da Vinci en sus dibujos anatómicos encontró vasos que conectaban el útero con las mamas. En otras ilustraciones anatómicas estos vasos se confundieron con el conducto torácico o directamente se inventaron.

Tuvo que ser Vesalio y su *fábrica* (1543) la que desechara la existencia de tales comunicaciones tras diseccionar a multitud de cadáveres, pero las enseñanzas aristotélicas y galénicas perduraron incluso hasta el siglo XIX[58].

---

57 Véanse los artículos «Bad Milk I y II» de Michael Obladen en *Acta Pediatrica*, 2012.
58 Vesalio fue un anatomista que escribió el libro más importante de esa disciplina, *De humanis corporis fabrica*, descartando ideas erróneas de médicos clásicos, gracias a la observación directa de cadáveres.

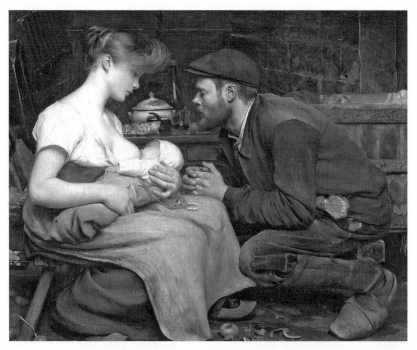

La felicidad de los padres, *1903, cuadro de Jean-Eugène Buland.*

Derivado de estas afirmaciones se solía recomendar no tener relaciones sexuales durante la lactancia, lo que provocaba el efecto contrario: dejar la lactancia, tener una buena excusa para la infidelidad y alejar al hijo del padre. Se decía que la leche ya nunca estaría dulce y que si volvía a quedar embarazada, la leche que se produciría sería de muy mala calidad, porque ahora la sangre iría al nuevo ser, recomendando una nodriza. Esta prohibición de las relaciones sexuales durante la lactancia se mantuvo hasta el siglo XVIII, con diferentes modificaciones. Aún en 1917 Garnier decía que la cópula dejaba la leche sin sabor y amarillenta. Las clases más pudientes contrataban una nodriza y las más desfavorecidas daban lactancia artificial[59].

----

59 Dice un refrán popular que la jodienda no tiene enmienda. En cualquier país y época.

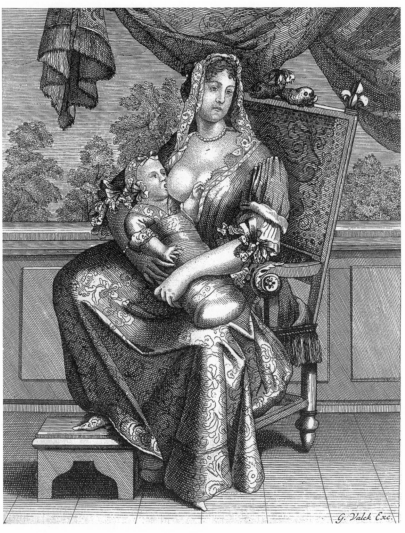

Una nodriza amamantando al duque de Borgoña, nieto de Luis XIV. Grabado del s.XVIII.

Otra de las falsas ideas que han ido en contra de la lactancia era el hecho de que el calostro era tóxico para el recién nacido, por lo que algunos decían que el niño debía empezar a tomar leche de nodriza al tercer día y de su madre a los dos meses.

Esto implicaba en la práctica el cese de la lactancia en la mayoría de los casos. Otro autores rompieron esa creencia y recomendaron el calostro como fuente de beneficios para los recién nacidos. Estos prejuicios sobre el calostro aún permanecen. En nuestras maternidades todos los días tenemos que defenderlo como fuente de alimentación del niño. Siempre dicen «no sale nada, no sé si se está alimentando», cuando está saliendo el calostro.

Otros problemas que los sanitarios hemos achacado a la leche materna han sido las convulsiones de los niños. Morton (1831) decía que alteraciones mentales de la madre hacían que la leche cambiara sus cualidades pudiendo hacerse tóxica, especialmente en casos de lactancia prolongada, creando convulsiones, epilepsia, meningitis e hidrocefalia. En 1896, Rotch decía que si las madres tenían alteraciones del comportamiento, eran infelices, no querían dar el pecho o estaban demasiado preocupadas por otros aspectos de sus vidas no podían dar el pecho a sus hijos, porque aunque pareciera que tenían leche suficiente, ésta no era de calidad y podía ser una fuente de problemas para el niño. Hoy en día este tal Rotch tendría una gran clientela, ávida por recibir el indulto de un médico, como les pasa a muchos tuiteros y tuiteras de éxito, que regalan oídos.

Otras recomendaciones médicas versaban sobre las veces que se debía ofrecer el pecho. Actualmente aún nos cuesta que no se les diga a las madres que tienen que esperar de tres a seis horas para el amamantamiento. En el siglo XX, pediatras de Boston defendían severamente la alimentación regulada con un horario estricto. En 1908, Czerny escribía que una de las cosas más importantes para la educación del bebé era acostumbrarlo a un horario de alimentación, no sólo bueno para ese fin, sino para regular sus otros impulsos. ¿Os suena esto de algo?

También se ha achacado una destrucción de la imagen de la mujer y de su salud por dar el pecho. Yo siempre digo, cuando sale este tema, que la mayoría de mamás tienen una imagen de sus pechos por encima de sus posibilidades. Se ha dicho que era mejor tener una nodriza porque si no, la madre envejecía prematuramente. Textos de hoy en día en España, escritos por pediatras y pseudopediatras, dicen a las madres que si dan pecho son menos atractivas para los hombres. Les falta decir que puede que las cambien por camellos si insisten en dar el pecho.

Sin embargo, otros autores ya promulgaban que eso era una creencia falsa, que amamantar era un acto placentero y que las alteraciones en las mamas no se debían a la lactancia, sino a cambios en su composición de grasa. En las últimas décadas, en sectores sociales más desfavorecidos de la sociedad americana, una alta proporción de madres estaban en contra de la lactancia materna.

Desde tiempos antiguos, las recomendaciones médicas imperantes han ido más en contra de la lactancia materna que a favor, separando a la madre del bebé y en ocasiones diciendo al mismo tiempo que la lactancia era la mejor alimentación, de tal forma que se formaba un caso típico de doble vínculo[60] (si es que las clases de psiquiatría me sirvieron para algo. Creo. Eso me dicen las voces).

Algunos autores creen que este desprecio o pasividad sobre todo lo relacionado con la lactancia podría en parte explicarse por el predominio masculino en la medicina hasta casi nuestros días, y en algún caso incluso con oposición directa. Además, en el siglo xx la mama ha pasado a ser un objeto erótico de primer orden, dejando de lado la función alimentaria. Es común que madres se sorprendan del maravilloso entramado, aún con muchos aspectos oscuros, que el amamantamiento implica, haciendo ver que esas mamas estaban ahí probablemente para ese fin. Actualmente parte de esas ideas negativas se reflejan en que las personas en peor situación social tienden a querer lactar menos o bien dejar de hacerlo de forma muy temprana.

No se deriva de esto que estos autores fueran unos insensatos, por supuesto. Vemos ahora más lejos porque estamos a hombros de gigantes. La medicina ha logrado reducir la mortalidad infantil (y tantas otras cosas) de forma drástica en muchos países del mundo y debe en gran parte sus logros a autores clásicos, que como ya hemos dicho en otras ocasiones, por ser genios no siempre todo lo que dijeron era correcto.

---

60 El doble vínculo es una situación en la que se le dan a una persona mensajes contradictorios, y responda como responda, está cometiendo un error. Su creador, Bateson, creía que era la base de la esquizofrenia.

Dar pecho
por una pierna

Es bastante frecuente ver niños y niñas que tienen varios pezones rudimentarios, con algo de areola, casi siempre encima o debajo del verdadero pezón. La mayoría parece un lunar, pero su situación los delata.

Como casi todos somos humanos y mamíferos, hay que explicar que a lo largo de una línea que va de la axila a la ingle podemos tener varios pezones e incluso varias mamas, que no es lo mismo.

Esta anomalía varía desde tener sólo pezones (politelia) a tener una mama completa (polimastia). Es algo más frecuente en mujeres, pero también se da en hombres. Casi nunca tiene importancia en la práctica, pero si tienen tejido mamario, éste puede crecer e incluso en la época de la lactancia materna, producir leche. Se han dado casos de lactancia desde esas mamas supernumerarias.

En algunos lugares se dice que en el embarazo y la lactancia no deben estimularse, ya que aumentarán el dolor y seguir sacando leche hará que crezcan más. Pero por las mamas habituales, dale todo lo que puedas a tu bebé.

Aunque el tratamiento suele ser expectante, en muchas ocasiones se recurre a la cirugía estética. Además, hay que tener en cuenta estas mamas para el cribado de cáncer de mama.

Desde siempre se ha creído que tener varios pezones o varias mamas era un símbolo de fertilidad, y numerosas diosas de la Antigüedad han sido representadas de esta forma.

Se dice que Ana Bolena, reina de Inglaterra, que perdió la cabeza por Enrique VIII, tenía tres mamas. El caso es que no hay ningún registro de eso y sí de la creencia de que las mujeres con tres pechos podían ser brujas y por eso se lo decían. Ya estamos juzgando a las madres. En el siglo XIX también se afirmaba que las mujeres con más de dos mamas tenían más posibilidad de parir gemelos, pero es otro bulo.

Fuente de Diana de Éfeso, Villa d'Este, Tívoli. Era virgen.

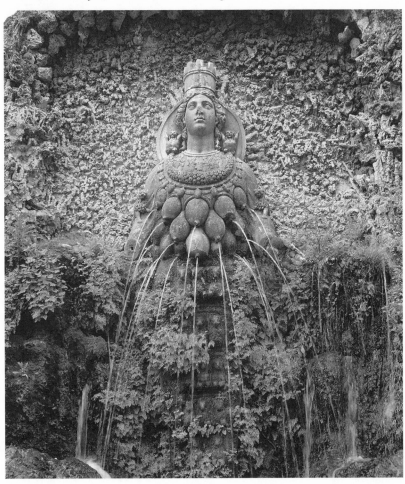

Aunque es poco frecuente, tener varios pezones puede asociarse a problemas de los riñones y en otros casos forma parte de síndromes malformativos.

Es muy frecuente que cuando le dices a los padres que el niño o niña tiene un pezón de más, se levanten la camisa y te enseñen que ellos ya tenían lo mismo.

Dando el pecho por una pierna. Therese Ventre de Marsella en un grabado de 1887.

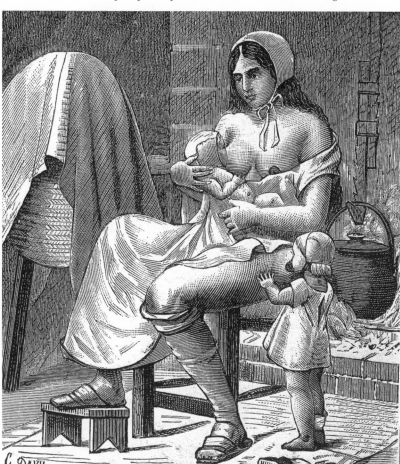

En 1980 se publicó el caso de una mama completa en la pierna de un hombre, que no quiso quitársela nunca[61]. La mama, se entiende. El número máximo de mamas descritas han sido ocho, además de las dos de serie (¡por persona!).

La madre de la mama en la pierna es Therese Ventre de Marsella, que tenía una mama bien formada en el lateral del muslo izquierdo y daba de mamar a un hijo directamente desde la pierna, mientras que su hermano lo hacía por el pecho habitual, el torácico[62].

El malo de la película de James Bond y el hombre de la pistola de oro tenían tres pezones también. Que malos más malos[63].

61 De Cholnoky T, «Accessory Breast Tissue in the Axilla», en *New York State Medical Journal*.1951.
62 Gustave-Joseph Alphonse Witkowski, *Des accouchements chez tous les peuples*. 1887.
63 Otros famosos con tres pezones son, por ejemplo, Krusty el Payaso y el actor Mark Wahlberg.

Exceso de leche
materna

Existen muchas formas de aumentar la producción de leche materna, pero la mayoría son falsas.

Además de extraerse la leche de forma frecuente y de realizar el método canguro, la más efectiva suele ser que a la mamá la dejen en paz para hacerlo, no le metan miedo, ni la juzguen constantemente sobre cómo de buena o mala madre es. Que las personas conocidas dejen de visitarla cada cinco minutos en el hospital y en la casa, también ayuda, así como evitar atemorizarla o estresarla con problemas ficticios. Hay algún fármaco además que puede aportar beneficio, pero sólo si se ha hecho además todo lo anterior.

En este capítulo contaremos la historia de santa Catalina, una mártir de los inicios del cristianismo, que también tiene relación con la leche materna. Con el exceso de la leche materna en este caso[64].

Como pasaba con todos los mártires, eran inmunes a todas las torturas y barbaridades que dicen que les hicieron (quemarlos, violarlos, desmembrarlos, ver *Gran hermano*, etc.), pero no eran inmunes a la decapitación. Siempre acababan con ellos así, que digo yo que a poco que los malvados se informaran irían directamente al último punto del suplicio, a la última entrada del algoritmo felónico. Como se nota que no tenían sociedades científicas...

---

64 Lean el libro de Eslava Galán, *La madre del cordero*, para aprender simbología religiosa de forma amena. Es más, lean cualquier libro de Eslava Galán, no se arrepentirán.

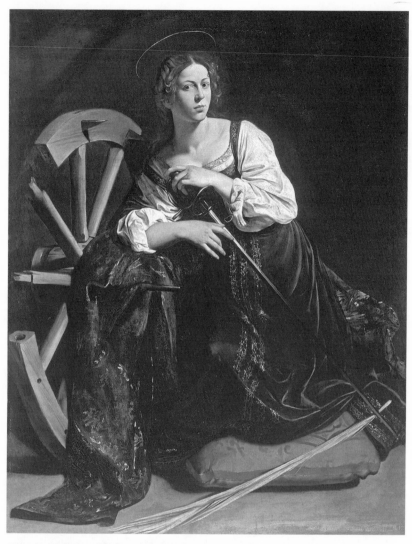

Santa Catalina y las ruedas. Siempre que salen con una hoja de palma, como la del suelo, es que la torturaron. santa Catalina de Alejandría *de Caravaggio, hacia 1598-1599.*

Catalina vivió en Egipto en el siglo IV d. C., y aunque nadie escribió sobre ella hasta quinientos años después, todo lo que se dice de su vida es verdad y no hay que ponerlo en duda. Era una mujer muy sabia, y discutía con los sacerdotes paganos en el templo y los ridiculizaba día sí y día también. La nuera ideal.

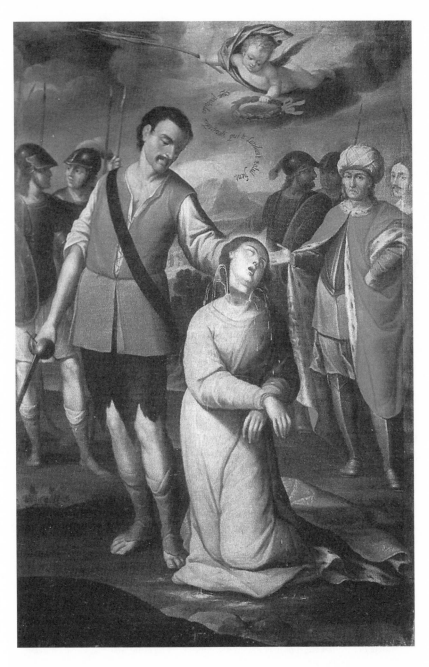

Martirio de santa Catalina de Alejandría, *s. XVII, atribuido a Gregorio Vásquez de Arce y Ceballos.*
Nótese cómo brota leche de la herida.

Una noche, en un sueño, se casó con Cristo, y desde entonces las cosas le fueron mal. Cristo niño, por cierto. Hoy en día hubiera escrito un tuit y la habrían demandado por abuso de menores, pero eran otras épocas. Al principio el niño la rechazó (según las fuentes, no yo, «por fea»), pero ella se entrenó y en una reválida, fue aceptada como esposa. Dignidad ante todo.

Como ya estaba convencida de su fe, ni los emperadores pudieron cambiarle sus ideas. Por tanto, decidieron torturarla, con unas ruedas que llevaban afilados pinchos, pero ella como si nada. Mira que no estaban advertidos de que lo único que funciona es la decapitación.

Al parecer, cuando la decapitaron, del cuello, en vez de sangre, aunque fuera azul, brotaba leche. Leche, queridos lectores. Tenía una hiperproducción tremenda, probablemente un tumor hipofisario del tamaño de un melón (esto explica lo del sueño también). Es cierto que los antiguos dijeron que había unas venas que comunicaban el útero y el pecho, y que cuando la madre estaba embarazada, la menstruación pasaba a transformarse en leche, pero suponemos que el útero lo tenía en su sitio, y que no estaba embarazada[65]. Luego se la llevaron volando al monte Sinaí, y ahí están sus restos.

Todo muy normal.

Incluso a nivel religioso, muchos autores dudan muchísimo que existiera alguien similar en la realidad, y más bien creen que fue una invención muy parecida a la figura de Hipatia de Alejandría (curiosamente ambas son egipcias) que muy religiosa no era; no salió buena muchacha.

Esta producción inusual de leche no es exclusiva de santa Catalina. San Pablo, que también fue decapitado, emitió por el cuello un chorro de leche y después brotó la sangre. San Víctor y san Pantaleón son otros ejemplos. La leche como símbolo de la divinidad, del poder de dar vida[66].

----

65 Durante muchos años se creyó que la histeria se debía entre otras cosas a que el útero se movía dentro del cuerpo de la mujer, a su antojo. El término histeria, viene de *hystera*, «útero» en griego.

66 En otras ocasiones hay una producción inadecuada de leche, pero sin que te decapiten. Por ejemplo, santa Cristina la Asombrosa (mal nombre a todas luces), además de volar,

En otra ocasión, santa Liduvina, patrona de los enfermos crónicos, produjo suficiente leche para que sus cuidadores bebieran, estando ella postrada y paralizada en la cama.

Otra que era experta en producción aumentada de leche fue santa Brígida, pero en este caso leche de vaca. Era capaz de obtenerla del agua y de que una sola vaca produjera toda la que ella quisiera. Una extracción poderosa de la leche en toda regla.

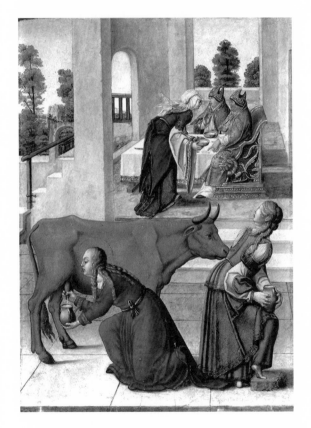

Santa Brígida ordeñando sus vacas para alimentar a los obispos. *cuadro atribuido a el maestro del retablo de los santos Juanes s.XVI.*

bebió su propia leche durante una de sus aventuras en el desierto, siendo virgen. Y eso es de lo más normal que hizo (no os quiero decir que antes había estado muerta). Su estado de relación en Facebook debía ser «es complicado», como mínimo.

La piedra
de la leche

En una ocasión, en la consulta teníamos un niño que había ganado mucho peso. Eso es algo poco habitual al salir del hospital, ya que la mayoría se van a casa con una pérdida de peso, casi siempre leve.

Comentándole a la madre esa situación, me comenta que es por la vaca. Yo, entendiendo que no podía ser que estuviera *autollamándose* vaca, le digo que me explique eso. Y me dice que en los primeros meses de embarazo estuvo bebiendo calostro de vaca, porque de esa forma se aseguraba que cuando naciera su niño, ella tendría mucha producción de leche. Lo cierto es que en este caso parece que había funcionado.

Esta historia me ha recordado una tradición del norte de España, llamada la piedra de la leche. Al parecer, en algunas zonas rurales, y aún en nuestros días, cerca de León y Asturias, existe la costumbre de usar una piedra como talismán para favorecer la salud de los pechos femeninos y para aumentar la producción de leche. A esa piedra, que puede ser de distintos materiales (jaspe, mármol…), se la conoce como piedra de leche. En algunos sitios se dice que las mujeres deben llevarla al cuello de forma que les toque los pechos, pero en otros parece que basta con llevarla en la cintura. Otras fuentes afirman que las madres también debían llevarlas el día del parto para que todo fuera bien. Como si de una aplicación móvil se tratara, si se quería que dejaran de dar leche, había que colgarse la piedra hacia atrás, en la espalda.

Estas piedras de leche podían verse a principios del siglo xx aún en las amas de cría, que eran señoras que entraban en casas de familias pudientes para dar el pecho a los hijos de los señores. Así, se veía que estaban preparadas, incluso la piedra aseguraba que producían leche de sobra y de buena calidad[67].

El mundo de la lactancia materna y la magia es infinito. En cada población, en cada familia, es posible encontrar supersticiones sobre ella, como aquella de no poner la ropa manchada de leche materna al sol porque se le cortaría (secaría) la leche a la madre... La asociación de la leche materna con la magia viene de antiguo, y se ha mitificado en innumerables culturas. Por ejemplo, la diosa Hera, al despegar a Hércules de su pecho, derrama leche, formándose la Vía Láctea.

Siguiendo con el tema de la leche y los remedios para asegurar una mayor producción, en España, cómo no, también ha existido la figura del santón que succionaba directamente del pecho de la madre para que se desobstruyeran sus conductos. Qué personaje.

Piedras como ésta existen cientos en España, cada una para evitar un mal o atraer una condición favorable, pero estas tradiciones, reflejo de una cultura popular ya superada, se están perdiendo. Otra de ellas, por ejemplo, era la piedra del águila, que servía para proteger contra los abortos y favorecía el parto.

La superstición llegaba a todos los estamentos, como se puede ver en este cuadro de 1602 donde la niña lleva cruces, dos relicarios, en la cintura una bola de roca para favorecer la lactancia materna, una higa (contra el mal de ojo) y un cascabel. En la mano derecha una ramita de coral para proteger la vida y en la izquierda un diente de jabalí para proteger la dentición. Todo magia por imitación, fruto de la elevadísima mortalidad infantil, que ha desaparecido, por lo visto, también por arte de magia.

----

67 La famosa y *granaina* plaza de las Pasiegas, donde está la catedral, debe el nombre a que allí se juntaban las amas de cría contratadas como nodrizas para los hijos de las familias adineradas de Granada, que buscaban a estas mujeres en las zonas de España con más fama de tener leche abundante y de buena calidad: los valles pasiegos de Cantabria.

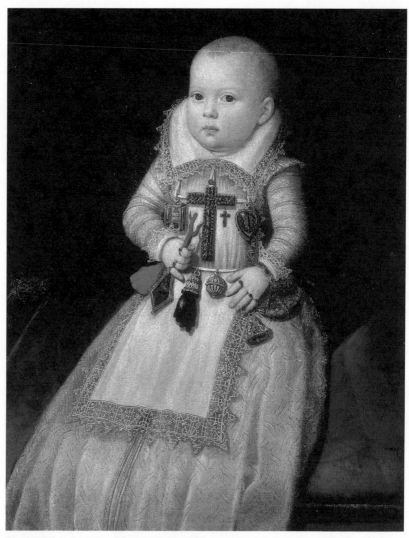

Retrato de la infanta Ana María Mauricia de Austria a la edad de un año, *1602. Cuadro de Juan Pantoja de la Cruz*

Ahora, estos amuletos han desaparecido, entre otras cosas por la mejoría en la calidad de vida y las vacunas, aunque con el auge del movimiento antivacunas (muchos de ellos médicos), puede que tengamos que volver a sacar la figa para proteger a los niños.

La mala leche de Hera

A veces hay polémicas artificiales sobre si se debe dar pecho a un niño en el lugar de trabajo o en un lugar público, cuando, todos los días, la leche materna sobrevuela nuestras cabezas y le da nombre a una de las estructuras naturales más espectaculares que un humano puede contemplar en la vida: la Vía Láctea. Con lo fácil que es de recordar.

La Vía Láctea, antes visible en los pueblos, ahora tan difícil de ver debido a la contaminación lumínica, está siempre ahí. Hay que desplazarse a lugares poco iluminados, lejos de las zonas urbanas, para que sobre nosotros aparezca esa estela de imágenes brillantes que recorre el cielo. Siempre está, pero se necesita de mucha oscuridad para poder observarla, y de algo aún más difícil de conseguir, mirar hacia arriba.

Pero ¿qué es? Es nuestra galaxia, el conjunto de estrellas donde el Sol es una más, de las más de 200 000 que tiene, y lo que vemos es un plano de gran concentración de estrellas de nuestra propia escalera. Tiene forma espiral, y el Sistema Solar está en uno de esos brazos, el brazo de Orión. No vivimos ni en el centro, oye. Esto ayuda a relativizar mucho las cosas, si además sabemos que la Vía Láctea, Andrómeda y el Triángulo son tres de las más de treinta que forman el Grupo Local de Galaxias, y este Grupo Local pertenece a

113

otro mayor, el supercúmulo de Virgo, también alejado del centro, y así varias veces más Como una muñeca matrioska[68].

¿Y qué significa? Pues «camino de leche», no de la leche, que también podría admitirse, porque se tardaría más de 150 000 años viajando a la velocidad de la luz para ir de un lado a otro de esta galaxia nuestra[69].

En la mitología griega, muy dados a explicar todos los fenómenos de la naturaleza desde un punto de vista de los dioses, se decía que esta banda blanquecina era un chorro de leche materna de la diosa Hera, que se perdió cuando su hijo se soltó abruptamente del pecho. Qué cosas, dirá el lector actual pero era una teoría tan válida como otra cualquiera hasta que en el siglo XVI Galileo, con un telescopio, demostró que estaba formada por múltiples estrellas tan pequeñas que no se veían a simple vista desde la Tierra.

Volviendo a la leyenda, es notorio que Zeus no era muy fiel en general, y en esta ocasión tampoco. Su esposa Hera estaba un poco inquieta porque sospechaba que esta vez se había liado con una tal Alcmena (otra más), y el futuro hijo de ésta, Heracles (Hércules), pues como que sería hijo de Zeus, pero no de ella. Lo que no sabía es que Zeus se transformó en el marido de Alcmena para engañarla[70]. Entonces Hera decidió acabar con la vida del pequeñín (en esos momentos). Primero impidió que el parto progresara (una «no progresión del parto» en toda regla) gracias al arte de su amiga Ilitia (Lucina), la diosa de los partos. Pero una sirvienta de Alcmena, Galantis, le dijo que ya había nacido, con lo que poco podía hacer.

Hera, que no quedó contenta, mandó dos serpientes para matar al niño, pero éste las estranguló y luego jugó con ellas. Debía ser lo que se dice un lactante muy despierto.

-----

68 El supercúmulo de Virgo, junto con otros tres supercúmulos forman una unidad llamada Laniakea, que en hawaiano significa «cielo inconmensurable».

69 Es bien sabido por los seguidores de la teoría de la relatividad que a esas velocidades se envejece más lentamente, por lo que serán pocos los que vayan a la velocidad que marca la benemérita. Algo parecido a esto lo dijo el gran autor de ciencia ficción Stanislav Lem.

70 El marido de Alcmena se llamaba Anfitrión. Ya sabéis lo que los buenos anfitriones deben hacer. Zeus era mucho de disfrazarse, también se disfrazó de toro para raptar a Europa.

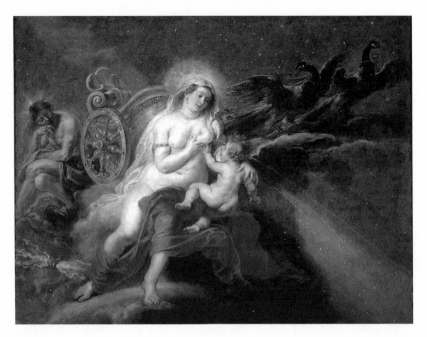

En este cuadro de Rubens del Museo del Prado se ve a Hera soltando el chorro de leche, mientras Zeus, al fondo, está pensativo. El nacimiento de la Vía Láctea, *1636.*

Pues bien, en otras versiones, Hera daba de mamar a Hércules sin saber que era él, o bien Zeus se lo puso al pecho mientras dormía y al despertarse, lo apartó bruscamente, formando su chorro de leche la Vía Láctea, consiguiendo así la inmortalidad. En otras, el niño le hizo daño al succionar enérgicamente y ella lo soltó. Recuerda mucho a los chorros de leche de san Bernardo. Como siempre, no es que el niño no quiera, es que no le dejan.

Y es que Hera era un poco vengativa con aquél que la engañaba. Cuando Zeus tuvo a Atenea sin ella (salió de la cabeza de Zeus), ella parió a Hefesto sin él, pero como le nació feo, lo tiró por el monte del Olimpo. Un primor de madre[71].

---

71 Lean los capítulos de *Los partos más raros de la Historia* y *El dios con los pies malformados.*

Lactancia
paterna

Dicen que sólo hay dos tipos de hechos: los conocidos y los que se han olvidado[72]. Por eso, cuando ahora está de moda la lactancia paterna como una novedad increíble, hay que recordar que ya en España en 1880 se publicó un libro titulado así, lactancia paterna. Mucha novedad no debe ser pues.

La lactancia paterna existe, y hay múltiples referencias a ella. Para empezar, las mamas de los recién nacidos pueden secretar leche, la leche de brujas, da igual si el bebé es chica, chico o simplemente una criatura. Anatómicamente son muy parecidas las mamas, y ya desde recién nacido se comprueba que por poder, pueden secretar leche. Después, en la pubertad, las diferentes concentraciones y ciclos hormonales hacen que unas mamas crezcan más y otras menos.

Aunque es muy poco frecuente, no es imposible que un hombre secrete leche por sus mamas. Por definición se llama galactorrea a la producción excesiva de leche fuera del periodo de lactancia. Hay muchas causas, como tumores cerebrales, determinados medicamentos, etc., que hacen que aumente la prolactina en el hombre y pueda tener leche. ¿Pero es posible que se produzca precisamente por la lactancia, porque una criatura succione?

----

72 Esto lo dijo Rose Bertin, la modista de María Antonieta. Le creó peinados y sombreros imposibles.

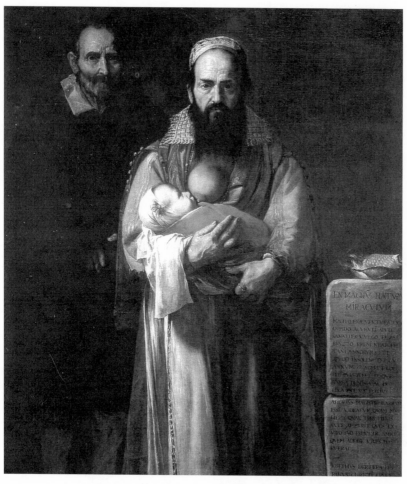

La mujer barbuda *(Magdalena Ventura con su marido)*, 1631, cuadro
de José de Ribera. No nos referimos a esto.

En 1880, el doctor Ángel Pulido publicó en Madrid su libro
Lactancia paterna[73], donde hace un repaso a la bibliografía anterior. En 1798 un tal Castellar publicó el libro *Memoria del leche-
ro que crio un hijo a sus pechos*, sobre un hombre en Venezuela que
puso a su hijo a mamar a falta de tener mejor solución, emitien-
do leche, y criándolo así hasta los cinco meses. Este mismo caso

73 Ángel Pulido, *Lactancia paterna*, Madrid, Moya y Plaza, 1880.

lo comunicó también el célebre naturalista alemán Humboldt, que lo conoció incluso antes, pero lo describió menos pormenorizadamente. Decía Castellar:

No encontrando recurso más al alcance de su inteligencia ni de sus posibles que el de engañar a su inocente hijo, dio en aplicarle a sus pechos (aun conociendo ser sin sustancia, sólo para entretenerlo), cuando uno cuando otro, durante el día, y en dormir con el varón […] hizo que comenzaran a segregar leche sus senos […] criando durante cinco meses al hijo, que se desarrolló vigoroso y admirable.

Bartolín refiere el caso de un individuo que secretaba tanta leche que se podían hacer quesos con ella. Órfila, un famoso médico balear, describió el caso de un marinero que quedó viudo en mitad de una larga travesía en barco y tuvo que hacer lo mismo, de tal forma que al final esa fue su forma de alimentar a su hijo.

En Cuba fue muy famoso el caso de un canario que enviudó de una cubana, en una región tan desolada que no pudo buscar una nodriza, y acabó poniéndose a la criatura al pecho y alimentándolo de este modo. El busto (el molde) de este hombre está en Cuba, en el museo Calixto García de La Habana[74].

Una de las cosas que Pulido intenta discernir en todos los casos que recoge es si esos hombres tenían deseos carnales con mujeres, y de cuarenta casos que encontró, sólo en dos esos deseos no existían, por lo que concluye que es independiente de esto. Por tanto, acaba afirmando que tras revisar todo lo publicado hasta entonces, la succión de un bebé, de forma repetida, es capaz de inducir la secreción láctea en un hombre. 1880.

En los últimos tiempos es fácil encontrar la noticia de un padre de Sri Lanka que dio de mamar a sus hijos o las historias de los pigmeos aka, un pueblo africano en el que los padres dan el pecho a sus hijos para calmarlos. Los casos descritos en este libro son igual de creíbles pero llevan más de un siglo en las estanterías.

---

74 En la facultad de Medicina de Tucumán (Argentina) hay un equipo de fútbol llamado Lactancia Paterna FC. @FCLactanciaP.

COSAS
DE NIÑOS

Verdad es lo que la mayoría ve como verdad,
pero la mayoría también puede cambiar de opinión
a lo largo de la historia.
Salman Rushdie

Oda al chiquipark

Bolas de colores
pizza para los mayores.
Eras una buena idea,
antes de ver volar dientes.
La estampida de mil ñúes
no es comparable con niños excitados
por medialunas de nocilla.

Confesadlo, lo que los padres hacemos por nuestros hijos no es velar por ellos, ni intentar que crezcan sanos y felices, ni que adquieran conocimientos. Tampoco pretendemos que sean buenos o se formen como personas íntegras para el futuro. En parte esto se intenta, pero, a corto plazo, no es lo que queremos.

Lo que los padres intentamos es cansar a los hijos para que se duerman por la noche. Agotarlos. Vaciarlos. Exprimirlos. Todos los días.

Puede que el que no tenga hijos crea otra cosa, pero el día a día de unos padres consiste en planear formas variadas de conseguir que un niño vacíe toda esa energía casi infinita que la naturaleza le da. Desde la mañana a la tarde se maquinan planes en los que el objetivo final es llegar a pensar «¡esta noche va a caer rendido!» pero maquillándolos con expresiones como «juegos», «salir con la bicicleta», «jugar un partido de fútbol» o «ir al *chiquipark*». Es como planear un secuestro o una tortura.

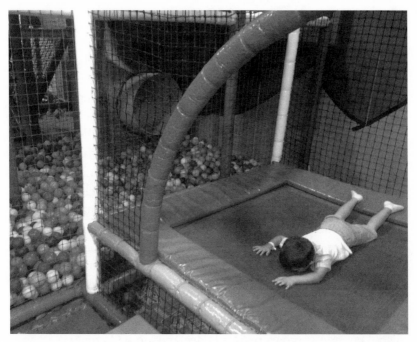

Uno de mis hijos disfrutando del chiquipark.

Sólo existe un peligro: que se cansen tanto que se duerman antes de tiempo y se despierten por la noche como si nada hubiera pasado. Existe una hora, la hora de no retorno, a partir de la cual ya los padres pasan de querer cansarlos a horrorizarse si los niños muestran signos de sueño inminente. Es bastante complejo. Es un arte.

Por eso este homenaje a esos lugares maravillosos que han sido nominados varias veces al premio a la octava maravilla del mundo y que en el carnaval de Hellín fueron coronados como miss Simpatía: los parques de bolas o *chiquiparks*.

Si nunca habéis estado en uno de ellos, no sabéis lo que os estáis perdiendo. Es todo un deleite. Un embeleso.

La función social de los *chiquiparks* está poco reconocida, pero eso está cambiando. El gobierno se plantea que sean financiados por la seguridad social; no digo más, hay hasta un change.org en marcha.

Ahora es frecuente que tengas que ir a un cumpleaños cada semana, de amigos de tus hijos, ya que la mayoría de padres además de a los amigos de su hijo invitan a toda la clase. Por el qué dirán se entra en una espiral de invitaciones que te hace estar en esos locales más de lo que la OMS recomienda. Yo no veo el problema: cada vez que entro en ellos noto palpitaciones, temblores, e incluso vértigo, pero es que no se puede abusar de los lugares maravillosos, puedes sufrir un síndrome de Stendhal[75] al contemplar tanta belleza en tan poco espacio. El agrado puede ser adictivo, y lo entiendo.

El plan es sencillo. Sencillo y maravilloso. Suelen ser lugares parecidos a los zoos, donde los padres pueden mirar a los niños a través de un cristal o una valla, sin peligro de salpicaduras. Además, si uno no quiere no pasa nada por no mirar: hay padres de sobra oteando el horizonte. Parece una reunión de suricatos.

Una de las cosas más bonitas de los *chiquiparks* es estar al menos dos horas con un grupo de desconocidos tomando cerveza y aperitivos, en un ambiente entrañable. No sé por qué no hacemos lo mismo cuando vamos a revisar la declaración de la renta o a pagar el IBI. Conversar y tomar algo allanaría todo el proceso. Es que no emprendemos, y así va España. La próxima vez que vaya a urgencias me voy a llevar unas patatas fritas y unas banderillas, para conversar con la gente. Piénsalo bien, todo son ventajas. La última vez que te viste así fue en una discoteca, con algo de alcohol en la mano, hablando con gente desconocida, con la música a todo volumen, y queriendo ligar. Ahora esto último ya no se contempla, uno va más tranquilo.

Como estos lugares maravillosos deberían ser Patrimonio de la Humanidad, en general se comparten con más adultos, padres de otros niños, que también celebran otro cumpleaños. Qué suerte tenemos los humanos al cumplir años, siempre hay gente igual de especial que tú.

----

75 Se llama así en honor al escritor Stendhal, que en una de sus visitas a Florencia, en concreto en su visita a la basílica de Santa Croce, describe las sensaciones que experimentó al contemplar las Sibilas de Volterano, y así lo dejó escrito: «La vida se me había desvanecido, caminaba con temor a caer [...] tenía la necesidad de la voz de un amigo que compartiese mi emoción».

Sucede una cosa muy curiosa. A los padres de otros cumpleaños ni los miras, ni les hablas, esquivas a sus hijos, como si fueran fantasmas. Es casi un baile. Es una de las entrañables tradiciones de estos «edenes». Al principio te parece que son treinta o cincuenta niños encerrados berreando sin comunicarse entre sí, pero al poco tiempo te das cuenta de que no, que es mejor que lo que hacen gratis, con sus verdaderos amigos, por ejemplo, al aire libre en el parque.

A los niños les quitan los zapatos, les ponen una pulsera y se escabullen en esos aparatos maravillosos, llenos de bolas de colores, rampas y toboganes, todo forrado a prueba de impactos. Es como el viaje a Punta Cana de los adultos, una pulserita, todo gratis y sin zapatos en la playa. En algunos *chiquiparks* además hay hinchables, y si observas detenidamente, de vez en cuando alguno aterriza desde allí. Menos mal que los niños son de goma y nunca pasa nada.

La mayoría de los niños que acuden al *chiquipark* está en la edad de la caída de los dientes de leche, y estos *shangrilas*, por el mismo precio, aceleran ese proceso. Es muy frecuente que tras cada cumpleaños el ratoncito Pérez pase a hacer recuento de los dientes caídos en combate, se rumorea que él inventó los *chiquiparks*, el *jodío*. Y digo yo, si tienen que caerse, cuanto antes mejor; qué anticuado es, si lo piensas, esperar a que la naturaleza los quite. Ya son muchos años de evolución para dejar que se caigan solos. Otra de las ventajas de estos mágicos lugares. Un odontólogo cerca de un *chiquipark* es asegurarse una clientela fija. Ahí lo dejo.

En cierto momento les dan la merienda o la cena, que suele ser pizza o *nuggets*, una expresión de la dieta mediterránea (porque la pizza es italiana y los *nuggets*, bueno, los *nuggets* al menos dicen que son de pollo). Esto, junto a los sándwiches de nocilla, la tarta y las bebidas de cola, hace que sus niveles de azúcar vuelvan a subir y el nivel de desmadre llegue a cotas épicas. En estos momentos de reexcitación, cuando el pico de glucosa coincide con el inicio del sueño y el cansancio, el aspecto del grupo de niños es parecido al público en un concierto de Nirvana, o se mueven como una manada de ñúes que han tomado cocaína. Qué bonito es ser niño y jugar en el bajo de un edificio. Lo que os perdéis los que no vais.

En ocasiones pasa también que alguno le pisa el cuello a otro, o alguien es arrollado, especialmente si los diferentes cumpleaños son de edades dispares. Sí, fíjate, hay gente de otros cumples allí también aunque todos juguemos a no vernos[76].

Cuando ya no sabes qué hacer, porque más de una hora después no sabes de qué hablar con esa gente que no conoces, chillando porque no se escucha con el ruido, empiezan a sacar los regalos. Ése es uno de los momentos más entrañables, porque el niño se ve a sí mismo especial, como su amigo de la semana pasada que también lo celebró ahí o como el niño fantasma que por allí pulula pero con el que no habla.

Suelen sentar al niño en un trono, para que se sepa que es el rey, hasta le ponen corona, y a la niña de reina, de princesa o de Frozen. Un primor. Le van entregando los regalos unos pajes que a grito *pelao* nombran al niño al que le toca el regalo, y obligan a decir «¡qué bonito!» y cosas así, sea lo que sea, todo por el bien del niño homenajeado, no vaya a traumatizarse. Y es que gracias a los *chiquiparks*, los niños aprenden el valor de los regalos, a no derrochar y no hacer ostentación de las cosas, como los adultos íntegros y formados que serán. Qué poco se reconoce esto. Éste es el motivo que hace que cuando ya van por el regalo número doce, los niños suelan estar serios y parezcan aburridos: todo lo contrario amigo lector, están interiorizando el valor del esfuerzo y sacrificio que les va a hacer volver a casa más cargados que los Reyes Magos, o como un participante en la Operación Paso del Estrecho.

Los regalos suelen ser muy prácticos, pero a veces los niños no lo entienden, por la edad. Si les regalan ropa piensan que es un regalo para sus padres y si les regalan juguetes, los padres piensan «otro cacharro más». Acumulan tantos regalos que necesitan a veces subcontratar a otros niños para darle algo de juego a tantos juguetes. Esto les ayudará en su vida futura, entenderán el valor de las cosas.

---

76 Como decía, una de las normas no escritas de estos sitios. Bruce Willis para preparar su papel en la película *El sexto sentido* asistió a varios cumpleaños en *chiquiparks* donde no conocía a nadie. Un actorazo.

Cuando tú crees que ya ha acabado todo, te entra mucha pena, pero no es así. Ahora toca la fiesta, para terminar de agotarles, el golpe definitivo. Música y chucherías, para que el ritmo no pare. Si es que es como una discoteca, pero disimulada.

Al final, has visto en una tarde varias contusiones, una pérdida de pieza dental, una pelea de primos, unos padres de una niña que se ignoran entre sí y a tu hijo rojo como un cangrejo y cercano a la posesión infernal. Pero esos inconvenientes ni se acercan a los beneficios. Y es que, ¿quién va a querer hacer algo mejor en un fin de semana? Te dan el trabajo de cansar a tus hijos ya hecho. Algunos raros lo hacen el día del cumple, pero lo mejor es pasarlo al fin de semana, que es cuando se disfruta más y todo el mundo tiene tiempo libre para regocijarse.

Tras bailar una de Enrique Iglesias y ver como niñas de ocho años hacen *twerking*[77] como si tuvieran ya trece, es la hora de partir, entre lágrimas, hasta la próxima quedada de colegas; porque una cosa está clara, quieres más.

A mí a veces se me hace duro esperar una semana para volver a vivir estas experiencias maravillosas. Quizá celebrar los santos sea la solución.

En ocasiones, tras conseguir que se cansen en el *chiquipark*, en la vuelta a casa los niños se duermen y al parar el coche, quince minutos después, parece que ha descansado doce horas y vuelven a ser torbellinos. Ése es uno de los peligros de cansarlos mucho y montarlos en el coche, que se recargan de forma muy rápida. Por eso os aconsejo que no exprimáis el *chiquipark* hasta el último minuto.

Haced un esfuerzo, no os vayáis a enganchar.

---

77 El *twerking* es un tipo de baile en el que una persona, normalmente de género femenino, se mueve de forma provocativa y sexual al ritmo de la música. Rectifico, lo que hay que mover es ese lugar donde la espalda pierde su nombre, básicamente.

Castrar
a un niño

La película *Los niños del coro* tuvo mucho éxito hace unos años, pero poco se ha hablado sobre los niños cantores más famosos en la Europa del Barroco y épocas posteriores.

Detrás de estas voces existió durante años una práctica que a día de hoy podría considerarse una mutilación. Los castraban. De esta forma, los niños no cambiaban la voz y se conseguía que de adolescentes su tono fuera más agudo, pudiendo interpretar voces femeninas. Y es que se había prohibido que las mujeres cantaran en la iglesia y se necesitaban voces dulces que duraran.

Estos niños, llamados castrados o *castrati* (en España capones), fueron muy conocidos, especialmente en Italia, durante el siglo XVI e incluso llegando al XIX.

¿Qué hacía que los padres permitieran castrar a sus hijos? ¿Qué consecuencias físicas y psicológicas tenían en estos niños y en sus personalidades? ¿Cómo lo hacían? Eso es lo que vamos a ver.

La orquiectomía terapéutica (castrar en lenguaje coloquial) fue una de las operaciones más frecuentes del siglo XX e hizo que muchos pacientes con cáncer de próstata mejoraran, ya que el estímulo de las testosterona testicular es un factor que induce su crecimiento[78]. También se usó en EE.UU. con fines eugenésicos (es decir, castrar a enfermos mentales, etc.). Pero no vamos a hablar de

---

78 Esto le valió el premio Nobel de Medicina a Brenton Huggins en 1966.

medicina. La castración se ha usado como castigo a enemigos, para tener a eunucos en tareas del hogar, como castigo en casos de violación o adulterio, como parte de ritos religiosos o para conseguir una voz más dulce.

No se sabe cuándo se empezó a castrar a niños para conseguir voces más finas, aunque hay referencias en la China imperial y en Europa en el 400 después de Cristo. ¿Por qué necesitaban a estos niños?

En la *Carta a los Corintios* (14:34) se dice que la mujer debe guardar silencio en la misa. No lo he escrito yo. Al pasar del canto gregoriano a otro más polifónico, se necesitaron voces más dulces o bien adultos haciendo falsetes, eran los llamados *falsetistas*[79]. Pero éstos no conseguían el tono deseado. En 1555 hay referencias de nobles italianos que buscan niños castrados por toda Europa para sus cortes. Se conocen *castrati* en la capilla Sixtina desde 1565, pero el primer *castrati* oficial fue Jacomo Vasques en 1588. Pronto los *castrati* superaron en admiración a los falsetistas y fueron sustituidos por estos. El papa Clemente VIII dijo que la creación de los castrados para los coros de las iglesias debía mantenerse para honor de Dios.

Este tema creó polémica en la Iglesia y hubo discusión sobre su necesidad, ya que concilios anteriores y las leyes de la época prohibían la castración salvo en caso de necesidad médica. Pese a esto, muchas voces defendieron la práctica alegando que la voz nos distinguía de los animales, no la virilidad, y que nunca se hacía sin el consentimiento de los niños y los padres, siendo además un procedimiento con pocos riesgos.

En el siglo XVIII toda persona relacionada con la castración era excomulgada. El papa Clemente XIV, en un intento de que se abandonara la castración de los niños, permitió que las mujeres actuaran y cantaran en las iglesias y los teatros de los estados papales. Pero la costumbre siguió. En 1898 la foto oficial del coro de la capilla Sixtina mostraba a siete *castrati*. En 1902 el papa León XII excluyó de forma completa a los *castrati* del coro de la capilla

---

79 Entre los famosos herederos de este arte destaca en el siglo XX el grupo vocal Bee Gees.

Sixtina. 1902, más vale tarde que nunca. Al parecer existía en una barbería de Roma un cartel que decía «Aquí se castran los niños para la capilla del papa».

Se cree que durante el siglo XVIII se castraban unos 4000 niños al año para estos fines; muchos morían durante el proceso, aunque estas cifras no son seguras. En la mayoría de las ocasiones estos niños eran de familias muy pobres, o huérfanos, y se les entregaba como forma de garantizarles una salida en la vida. Las zonas más deprimidas económicamente fueron los lugares con el mayor número de ellos. Solamente algunos se hicieron ricos y famosos, y la mayoría se mantuvo en oficios relacionados con la Iglesia.

Además de los factores hormonales que impedían el cambio de voz, recibían instrucción en el cante, que a menudo, debían pagar con sus ganancias. Algunos de los contratos escritos incluían cláusulas contra los padres si el niño huía de la institución que los acogía. Parece claro que esos documentos firmados por niños de 8 o 10 años eran una mera pantomima paterna.

Burney, un músico inglés del siglo XVIII, intentó encontrar los lugares donde esto se realizaba, pero fue de Estado en Estado y en cada uno le decían que era en otro; «tal es la vergüenza que los italianos tienen de esta práctica». Como era ilegal, los padres esgrimían causas que justificaran la castración, como caídas de caballo, supuesta tuberculosis, hernias o heridas infligidas por animales a nivel testicular.

Existen pocas descripciones de cómo se hacía[80]: «Se le pone en una bañera y se le presionan las yugulares hasta que queda en un estado de apoplejía. Posteriormente se castra sin que sienta ningún dolor. En ocasiones a algunos se les da opio, pero se ha visto que la mayoría mueren». Lo de la compresión de las yugulares y el opio. Vaya combinación. A saber la de niños que se llevó por delante.

Además de la voz, estos niños poseían de adultos un hipogonadismo, que les hacía tener una talla baja, alteraciones óseas, ginecomastia (muy útil para representar a mujeres en la ópera), etc. Tampoco tenían pelo en las extremidades, en la cara, ni otros

---

80 Charles dÁncillon, *Eunuchism displayed*.1707.

rasgos típicos de la masculinidad. Muchas de las alteraciones de los castrados han sido estudiadas en el siglo xx, al existir en Rusia una secta que castró a 2000 niños[81].

Rousseau escribió: «En Italia hay padres bárbaros que sacrifican a sus hijos para ganar dinero»[82]. Poco a poco los *castrati* dejaron de ser reclamados en la ópera seria, y cayeron en el olvido.

Esta historia, que es atroz, no deja de ser contemporánea. Actualmente existen millones de mensajes para que los padres exploten a sus hijos en el mundo del espectáculo y el cante, o el de la belleza infantil y el deporte. Y no me acusen de llamarles castradores. Al menos *castrati*, que suena más a falsete.

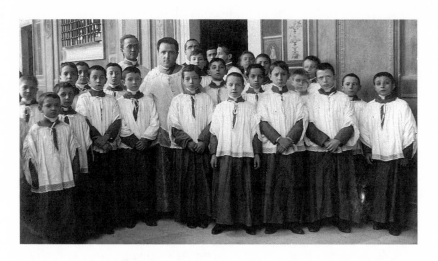

Foto de la scuola di canto del coro de la capilla sixtina de 1905, ya tras la exclusión de los castrati.

---

81 La secta llamada Skoptsy practicaba la castración obligatoria para asegurar la castidad. Si seguía el deseo, se cortaba también el pene. Las mujeres se amputaban los pezones y los pechos. Creían que el pecado original no fue comer una manzana, sino tener relaciones sexuales. Se cree que desde 1929 no existe. Haciendo lo que hacían, sólo podían acabar desapareciendo.

82 James L. Franklin, «The Castrati: a Physician's Perspective», en *Hektoen International*. 2010.

Una niña barbuda:
Wilgefortis

La aparición de la barba es un hecho del que se habla poco. Ahora que está de moda y muchas personas la consideran imprescindible en un hombre actual que quiera ser atractivo, vamos a hablar de la barba en las niñas.

No en los niños, en las niñas. Y es que este capítulo está dedicado a la igualdad, porque también tienen derecho a lucir barba.

La barba, símbolo de la masculinidad por antonomasia y por otras mujeres, es uno de los llamados caracteres sexuales secundarios masculinos, como el olor del sudor, el aumento de la musculatura o el no escuchar. Está mediada por una hormona llamada testosterona, y por sus derivados. La mayoría de chicas tienen poca testosterona y por eso no tienen barba. Cuando a las chicas les salen muchos pelos en zonas no mediadas sexualmente, se le llama hipertricosis. Si tienen muchos pelos en zonas mediadas por andrógenos (hormonas tradicionalmente llamadas masculinas, entre ellas la testosterona), se le llama hirsutismo. Hoy en día lo que se lleva es quitarlos estén donde estén, y eso se llama rasurado y santas pascuas.

Pues bien, más allá de las señoras con bigote que se pueden ver en la población lusitana de Nazaré, hay casos descritos de hirsutismo debido a alteraciones hormonales, como los ovarios poliquísticos, o casos más graves, como tumores, etc.[83].

----
83 O el llamado síndrome de Ambras o hipertricosis universal, donde una alteración genética en el cromosoma ocho provoca el crecimiento de una gran cantidad de pelo en la cara, las orejas y los hombros, aunque también puede afectar al resto del cuerpo.

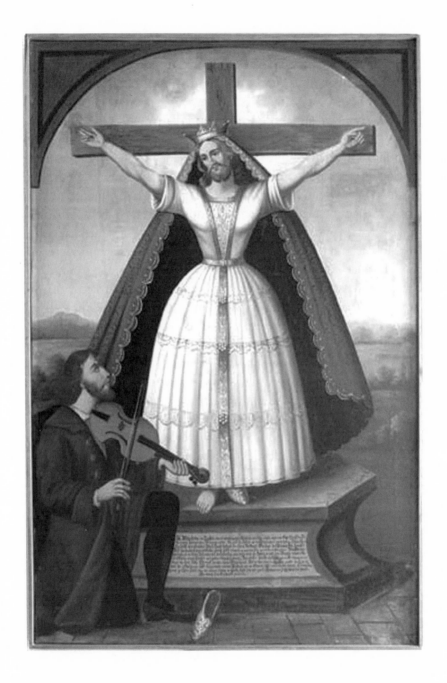

Cuadro de santa Wilgefortis de Schwarzau am Steinfeld, Austria, anónimo.

La otra posibilidad es que realmente la chica pase a ser chico en la adolescencia. Hace años en la República Dominicana un grupo de niñas, al llegar la pubertad, tuvieron hipercrecimiento del clítoris, pasando a llamarse pene, y aparición de caracteres sexuales secundarios masculinos, como la barba. Eso sí que fue una adolescencia difícil, y no la de los de *Crepúsculo*. A partir de aquella población, se descubrió un defecto genético llamado déficit de cinco alfa reductasa, que hacía que los genitales externos fueran desde externamente femeninos hasta intersexo, cambiando con la ola hormonal de testosterona de la adolescencia.

La otra opción para que una niña tenga barba es que sea deseo de Dios. Llamadme iconoclasta, pero hay una santa mujer que pidió tener barba y su deseo fue concedido. Era el siglo II, pero su recuerdo y su santa vida son un ejemplo para todos nosotros.

Se llamaba santa Wilgerfortis, que como es un nombre poco dado al español, también se la conoce como santa Librada. El nombre lo dice todo. De la que se libró.

Al parecer, Wilgefortis era hija de un rey de Portugal y ella era muy obediente, que el *michu* lo traía siempre hecho de clase y esas cosas. Al padre le vino bien que su hija se hablara con otro gañán, según las versiones, moro[84], y como ella era muy devota le pidió muy fuerte al señor que hiciera algo para que el moro no la quisiera, como cuando tú le pides al móvil que aguante con un 2 % de batería mientras wasapeas. El caso es que sus plegarias fueron escuchadas y su señor, que tenía un día gracioso, le puso una barba.

Pero no una barba de tres días, o algo discreto. Una barba superlativa, frondosa, recia, para que no quedara duda de lo que era.

Así, la muchacha no se desposó con el habitante septentrional del continente vecino, y el padre se disgustó un poco.

No le quedó más remedio que crucificarla. Amor de padre. Ya le podía haber comprado la maquinilla o mandarla a Eurovisión como una Conchita Wurst cualquiera. En la catedral de Sigüenza hay una capilla con sus restos, vete tú a saber si son reales o no.

---

84 Por si hubiera alguna mente retorcida, moro significa del norte de África.

Santa Wilgefortis es una santa que ha caído en desgracia. Desde 1960 ha salido de los santos oficiales y la Iglesia no es que no la reconozca, es que afirma que no hay datos históricos por dónde coger la historia, pero que eso no significa que no existiera o fuera verdad, y que se puede seguir adorando de forma íntima. Coherencia ante todo.

Por si no lo sabíais, otro santo que ha sido destronado es san Cristóbal. Con lo bien que quedaban en su día las procesiones de coches por las calles, con los bomberos y las ambulancias con las luces puestas; yo iba verlas, y resulta que es un santo inventado, que su historia nadie la apoya. Nos tienen engañados.

Niños especiales
que no se ahogan

Para cada mamá y papá su niño es lo mejor de lo mejor, el más listo según los profesores, el más despierto, el más rubio (aunque sea moreno), el que más dieces saca, el que mejor baila, etc., etc. Por cosas como ésas, los libros infantiles y juguetes aconsejan la edad del niño a la que se espera que puedan leerlos o jugar con ellos. Todos hemos visto niños ignorar juguetes porque no son de su edad, por muy listos que a sus familiares les pareciesen.

Todo se complica si la humanidad entera dice que el niño será especial ya desde el embarazo o al poco de nacer. ¿Cómo no va a serlo pues? Es como si eres hijo del rey: serás rey casi seguro, todo está planeado sin que tú elijas. O el hijo de un catedrático.

La cultura popular marca a algunos niños como seres especiales. Por ejemplo, es muy frecuente que las madres escuchen llorar al recién nacido dentro del útero, y esto se asocia, no a estrés, sino a que van a poseer una característica especial, en general, el *don*, ése que hace que el niño en el futuro sea capaz de curar el mal de ojo o de convertirse en curandero, un «saludador». Al parecer, las madres que escuchan a sus hijos llorar dentro del útero deben callar y no decírselo a nadie, porque si no, pierden el *don*.

Es bastante frecuente que una madre escuche llorar o gemir a su hijo intraútero. Basta con que hagas una búsqueda en Internet, hay hasta una entrada en el foro *Enfemenino*[85].

---

85 http://tarot-astrologia.enfemenino.com/foro/escuche-llorar-a-mi-bebe-en-el-vientre-fd1222711

Otros niños que nacen marcados como especiales son aquellos que tienen en el paladar una cruz de Caravaca o una rueda de santa Catalina[86] (sí, la que al morir emitía leche por el cuello, y que antes intentaron desmembrar en una rueda). Si te dicen que la tienes al nacer es que has caído en una familia ni mejor ni peor, pero que está loca. Y criándote así es fácil que luego veas sombras, notes presencias o tengas sensibilidad química múltiple. Una profecía autocumplida.

También serían niños especiales los siguientes:

—Séptimo hijo si los seis anteriores eran del mismo sexo: es decir, seis niñas y que nazca un niño. A día de hoy más raro que un unicornio.

—Nacer en Jueves Santo, Viernes Santo, Nochebuena o el día de la Encarnación. Yo conozco a alguno que nació en Nochebuena y sabe que debe ser especial, aunque aún no sabe en qué.

—Los que llevaban la rueda o la cruz, resistían bien el fuego o curaban la rabia. En Valencia en el siglo XVI y XVII hasta había un tribunal que los examinaba (debían curar a perros rabiosos, por ejemplo) y después les daban una licencia para ejercer, como un médico de ahora. Es seguro que muchos usaban hierbas para desinfectar las heridas, pero la mayoría eran farsantes o exaltados. Como ahora, que el título sólo es un trámite y no garantía de que no te dediques a engañar con *dinosaurus*, reiki, homeopatía y otras gaitas.

Otra de las tradiciones que se asocian a ser un niño especial es nacer con el saco amniótico intacto, también conocido como nacer con la mantilla, enmantillado, con el manto de la Virgen, con el velo o con el velo veneciano.

Es algo poco frecuente, al parecer 1 vez cada 80000 partos, aunque el intervencionismo en el parto puede mantener las verdaderas cifras ocultas[87].

---

86 Me vean el capítulo *Exceso de leche materna*.
87 También ha disminuido la mortalidad neonatal una barbaridad, o el intervencionismo ha conseguido que miles de mujeres sean madres, pero eso es menos guay decirlo. Es

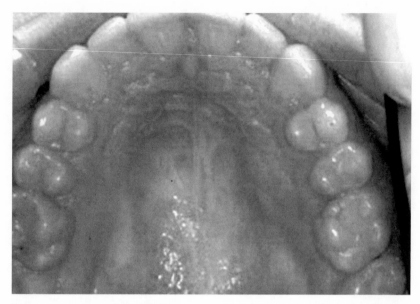

En esta imagen se aprecia la Cruz de Caravaca marcada en el paladar.

La excepcionalidad de esto hace que los mitos sobre que eran niños especiales y mágicos surgieran de inmediato. La propia membrana amniótica era y es objeto de culto, y era muy apreciada entre marineros, ya que se creía que estos niños eran inmunes al ahogamiento, y esta telita protegería a los barcos de naufragios. Por eso se secaba y guardaba como una especie de pergamino dentro de un recipiente.

Era la garantía de que el barco no se fuera nunca a pique.

menos ñoño, afirmo. En capítulos posteriores verán que si nace con la mantilla y con dientes natales, puede tratarse de un vampiro.

Criar ranas
y serpientes

Para los que somos de pueblo, no de aldeas globales ni esas majaderías de ahora, la expresión crianza con apego no existía en nuestra infancia. Salíamos a jugar después de ver *MacGyver* y éramos felices, aún el *mindfulness* no había mercantilizado la felicidad infantil y podíamos hasta enfadarnos unos con otros, sin que nuestras emociones quedaran marcadas para siempre y nuestros padres tuvieran que ir a un terapeuta emocional. Perdón, un *coach*. Eran otros tiempos. Ni *coachs* había.

Simplemente éramos niños y vivíamos con nuestra familia, y jugábamos en la calle con nuestros amigos. Las expresiones sobre criar eran respecto a animales o plantas y eran bastante fáciles de entender[88].

Si cuando eras niño te decían que ibas a «criar pollos», se entendía que llevabas tanta ropa que con el calor que ibas a pasar podrías incubar algún huevo. Del mismo modo, las ranas y sapos han tenido un papel. Si alguien te decía que «ibas a criar ranas», casi nunca era por el sentido literal de la frase, sino que lo que querían decir era que bebías tanta agua que las ranas empezarían a crecer en tu estómago, haciéndole compañía a las mariposas o a los nervios agarrados, según la edad. Por tanto «vas a criar ranas» tenía

---

88 Casi siempre se referían a criar seres vivos, salvo cuando se trataba de criar malvas, que por algún extraño motivo se referían a una persona fallecida.

un significado bastante claro y preciso, pero ¿es que un niño puede criar ranas en su estómago? ¿Tiene que ver con la expresión «tragarse ese sapo» o es que el batracio crece directamente en el estómago? Vamos a entenderlo.

Hay animales que parasitan el cuerpo humano como las tenias (un tipo de gusano), y que incluso pueden estar en el estómago e intestino, pero tienen unas características que no se parecen en nada a una rana.

La creencia en animales que viven dentro de nosotros es muy antigua, y aunque tengamos iCloud y viajemos por el mundo sin perder wifi, como las ardillas de árbol en árbol en la España del Renacimiento, aún perduran en la medicina popular y en el pensamiento mágico.

Cuando era pequeño fui a ver a una familiar que tenía un herpes zóster. Eso es lo que pienso ahora. Pero en el año 1992 yo fui a ver al familiar X, que estaba *mu* malico[89]. Mi familiar tenía una culebrilla que se mordía la cola, y eso era peor que tu caso tuviera que discutirse en sesión clínica: te quedaba poco. Existía la creencia de que si la culebrilla se cerraba y abarcaba todo el cuerpo como un cinturón, dejabas de pensar en la hipoteca (en aquella época pensábamos en el tratado de Maastricht). La famosa culebrilla es una forma de expresión de la infección por el virus de la varicela-zóster, nada más. Esa creencia popular en la serpiente se mezclaba con la existencia de una posible tenia. Parecía como cuando alguien de un periódico habla de salud, mezcla todas las cosas, a lo loco.

El caso es que la supuesta tenia o serpiente se daba por hecho que circulaba por el cuerpo de mi familiar, como candidato a alcalde en un mercado, y había que sacarla de allí. Y el remedio que aplicaron era bastante ingenioso. La última temporada de *MacGyver* se emitió en 1992, pero yo creo que mi tío y sus asistentes no lo veían, la solución casi seguro que era cosa suya. Consistía en ponerle un vaso con agua y mucha sal en la mesita, y que mi

---

89 No era un X-Men, es para guardar el anonimato. Una expresión de gravedad de la zona: malo = está bien, no le pasa nada; malico = tiene alguna molestia; *mu* malo = está mal, a lo mejor hay que ir al hospital; *mu* malico = empecemos con la extrema unción.

familiar dejara de beber para que la culebrilla saliera por su boca porque tendría sed, bebiera del vaso y muriera.

Ahí lo dejo. No me acuerdo del final. En el año 92 pasaron muchas cosas en España como para acordarme de todo.

Lo cierto es que la creencia en que una rana o una serpiente podían crecer en el estómago de un niño era medicina oficial hasta el siglo XIX. Hay múltiples historias donde se vio salir una serpiente, aunque es bastante dudoso que fueran serpientes reales. Algunos tratados no se limitaron a las ranas o serpientes, sino que hablaban de gallos, salamandras e incluso moscas vivas al orinar. Paré, el famoso cirujano francés, conoció el caso de una mujer que creía que tenía una serpiente en el estómago que le entró mientras dormía. Dudó bastante de la historia, y cuando propuso darle un laxante muy potente para que la expulsara, confesó que era todo mentira. Tiempo después la vio por París pidiendo dinero a los transeúntes para que tocaran su barriga y comprobaran como se movía dentro de ella.

En el siglo XVII otra señora vomitaba ranas y lagartos. Decía que había ingerido los huevos al beber agua de un pantano, y a ver quién le llevaba la contraria. Médicos de toda Alemania examinaron a los animales y constataron la realidad de aquel hecho tan sorprendente. A la muerte de la señora, en la autopsia, no encontraron nada en su interior. Ni ranas, ni un triste nenúfar.

En 1694, un niño de 12 años, Döderlein, vomitó 162 cochinillas, 32 orugas, 4 ciempiés, 2 gusanos, 2 mariposas, 2 hormigas y 1 escarabajo, todo eso en 3 semanas, después de pasar por horribles dolores abdominales. Como el mundo de los insectos lo tenía dominado, pasó a vomitar salamandras (21), ranas (4) y algunos sapos. Poco tardaron los religiosos en decir que estaba poseído por el demonio (el demonio a veces se representa como una rana en las pinturas, fijaos en las ranas de los cuadros de El Bosco) e incluso dijeron que cuando se acercaba a una charca, las ranas de su interior se acompasaban en el croar con las del estanque, como si se enlazaran con *bluetooth*. La verdad es que el médico de su pueblo no se lo creía mucho, pero si Jonás vivió en el interior de una ballena, no creer en esto era casi una herejía. Al ver el niño que se lo creían todo, empezó a vomitar cuchillos, clavos y cosas así. Lo hubieran llevado al programa de *juanimedio* de la época si hubiera existido. Al final, uno de los exorcismos funcionó: tras beber varios litros de orina de caballo, dejó de vomitar cosas raras. Como para seguir con la broma[90].

¿Cómo se creía que llegaban estos bichos allí? Había varias teorías: por una maldición, por ingerir los huevos, por tragárselos enteros o por generación espontánea. Para los que no lo sepáis, la generación espontánea era una teoría en la que se creía que la vida podía surgir de forma espontánea, como la inteligencia, o como el orden en los lugares comunes. Es decir, los gusanos salían de restos corrompidos, las moscas de la carne putrefacta Esto lo pensaba gente tan lista como Newton, hasta que Pasteur, el de la leche, en el siglo XIX, demostró que era falsa a más no poder.

Como pasa hoy en día con cualquier tema de moda, se realizaron todo tipo de aportaciones, hasta se llegó a publicar el vómito de un perro entero y el parto de una salamandra. Si está publicado es verdad, hombre ya. No seáis escépticos.

Linneo dejó por escrito que era muy peligroso beber agua estancada porque las ranas podrían crecer en el estómago y anidar allí. Cualquiera decía lo contrario[91].

Hasta el siglo XIX, no hubo una demostración de lo absurdo del tema, y no vino de ningún médico famoso, ni de ningún catedrático de Medicina, ni de ninguno de las decenas de doctores que hicieron su tesis sobre la parasitación de ranas, no, vino de un médico rural llamado doctor Sander, en Alemania. Tenía un caso de vomitadora de ranas y llegó a las conclusiones anteriores: las ranas tenían moscas dentro, y logró que confesara ante un juez el engaño. Se las guardaba entre las ropas y lograba engañar a todo el mundo, para llamar la atención. Algo parecido a la señora que paría conejos[92]. Como pasa muchas veces, su condición de simple médico rural le valió el escarnio, no podía ser ésa la explicación que otros más famosos no habían visto.

----

90 No a todo el mundo le desagrada beber orina, algunos lo recomiendan, como Evo Morales, y a otros les parece erótico. La mayoría solamente lo usan para ganar dinero, como muchos vende hierbas de la televisión.

91 Por eso es el padre de la botánica, no de la zoología.

92 Véase en este mismo libro *Parir como una coneja*.

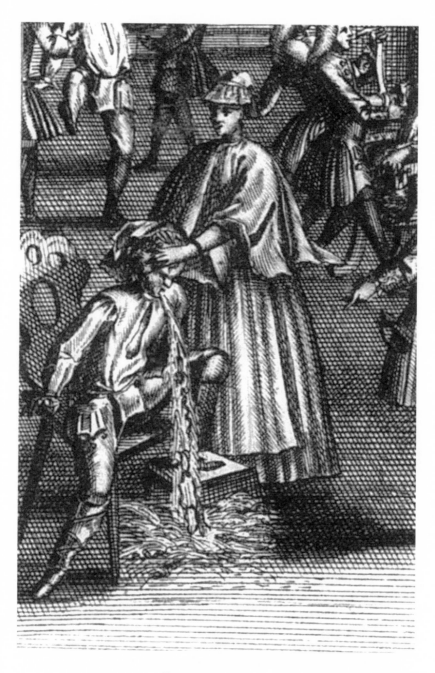

Theodorus Döderlein, que vomitó lagartos, ranas, insectos...
Ilustración publicada en De Incantamentis, *de Georg Abraham Mercklin, 1715.*

Berthold, uno de los padres de la endocrinología, se hartó al ver que casi todos los museos médicos de Europa tenían animales disecados vomitados y que todas esas piezas tenían moscas o mosquitos en su interior. Realizó un experimento y comprobó que las ranas no pueden sobrevivir en agua a 29 grados, y que sus huevos se degradan rápidamente (los de la rana). Por tanto, toda la literatura, tan extensa, era falsa. Un «escéptico», como dirían los *friker-biebers*, o un «positivista» como dirían muchos médicos chamanes de la España actual en Twitter.

Dalton, que no era uno de los famosos hermanos, en Estados Unidos, hizo algo parecido. Cansado de las historias de ranas, babosas y lagartos en los estómagos de la gente, metió babosas en el estómago de un perro sin masticarlas (el perro), y a los treinta minutos sacrificó al animal: las babosas estaban parcialmente digeridas por los jugos gástricos.

Muchos casos de serpientes o ranas se deben a interpretación errónea de síntomas gástricos. Aunque a día de hoy sólo queda en lo más profundo de la medicina popular, hace menos de cien años de la última publicación científica sobre ranas en el estómago. Cuidadito.

Aún hay en la prensa[93] casos de serpientes y ranas en el estómago de las personas, pero es que siempre hay iluminados que se quedan redundando alrededor de creencias superadas. No tienen solución.

Es cierto que las personas pueden tener gusanos en el intestino, pero desde el siglo xv en adelante es extrañísimo que algún médico los confundiera con serpientes, y mucho menos con una gallina o una rana. Se habla incluso del «delirio de infestación».

Como dice Jan Bondeson[94] «los viejos delirios médicos han ido desapareciendo y el lugar de la serpiente en el estómago ha sido ocupado por complicadas teorías químicas y electromagnéticas, extrañas nociones psicológicas y filosofía oriental antigua».

---

93 http://www.sandiegored.com/noticias/42631/Woman-thinks-she-s-pregnant-has-snake-in-her-womb

94 Jan Bondeson, *Gabinete de curiosidades médicas*, Madrid, Siglo XXI Editores, 1998.

Hoy en día la rana y la serpiente anidan entre los antivacunas radicales, los homeópatas, la alergia química múltiple y la sensibilidad al wifi, todas curables gracias a la secta de la *bioneuroemoción*, lo natural es lo mejor, y el poder de ser tú mismo y pensar muy fuerte que eres muy bueno para curarte. Si no sirve, también vale viajar a la India para encontrar tu verdadero Yo (ya no hace falta que te haya dejado tu pareja). Algunos, hasta creen que las serpientes saben si estás embarazada, son el nuevo Predictor[95].

Cuidado con los viajes a la India, se han descrito tenias en el estómago allí de más de 2 metros. Si vas a buscar tu Yo, espero que no sea esto lo que encuentres.[96].

----

95 https://www.catersnews.com/stories/real-people/youre-ex-ssssss-pecting-woman-finds-out-shes-pregnant-thanks-to-pet-snake/
96 Cyriac A. Philips, «*Taenia solium*», en *The New England Journal of Medicine*. 2017.

El niño con dientes
de oro

Para muchos padres, sus hijos son lo mejor. Algunos incluso creen que es lo que les faltaba en la vida, lo que les da sentido. Otros, simplemente, creen que son una especie de regalo, incluso se dice que hay niños que vienen con un pan debajo del brazo. Yo eso nunca lo he visto, la verdad.

Algunas personas hablan de un niño «muy deseado», cuando se trata de parejas con problemas de infertilidad o que han sufrido abortos o muertes tempranas de sus otros hijos. Otros dicen que es un «niño de oro». Lo que es menos frecuente es que tu hijo, directamente, tenga partes de su cuerpo de oro.

El cuerpo humano tiene oro en su interior, unos 0,2 mg, incluso aunque comas comidas bañadas en oro, que ahora está de moda para gente *mu* esnob en determinados locales. Es el que es, y no hay más.

Por eso, cuando en 1585, en Silesia, en la actual Polonia, nació un niño al que posteriormente le salió un diente de oro, la familia se regocijó mucho.

Como ese milagro no estaba referido hasta ese momento (solamente se habían comunicado gallinas de huevos de oro), muchos estudiosos fueron a contemplar el fenómeno, y tras comprobar que no había ningún pariente de Midas cerca, concluyeron que era verdadero. En concreto, el molar inferior izquierdo. Como con los conejos, a los médicos se las colaban todas.

Un profesor de medicina, Jacob Horst, usó una piedra de un orfebre, la famosa piedra de toque, en la que algunos metales dejan una marca, para ver si era oro de verdad, y, *¡pardiez!*, lo era.

Convencidos de la naturaleza excepcional del hallazgo, publicaron un libro sobre el diente[97]. Y dispuestos a encontrar una causa, que siempre uno la encuentra si quiere cuando se cansa de pensar, concluyeron que una especial alineación de los planetas hizo que el recién nacido secretara oro (con la de cosas que ya secretan). Esto, además, significaba lo que uno quisiera: buena suerte, el fin del Imperio turco, horas gratis en la zona azul... Algunos afirmaron que tras un periodo de bonanza, habría calamidades por haber salido en el lado izquierdo. Ay, siempre metiéndose con nosotros, los zurdos.

Nunca faltan tiquismiquis que no se crean estas verdades, y otro médico, Duncan Lidell, dijo que ese diente no era de fiar. Para empezar porque la alineación rara ésa que decían, no se había dado el día del nacimiento del chaval, además de que la raíz del diente no tenía oro. También, porque le escamaba que hubiera tanto de negocio alrededor del diente, ya que sólo lo veía el que pagaba.

El roce hace el cariño, pero de tanto rozar piedras contra ese diente para demostrar que era de oro, se fue desgastando, y Christopher Muller, que así se llamaba el niño, dejó de enseñarlo.

Un día, alguien con dinero y poder, intentó verlo, y ante la negativa, no tuvo mejor idea que rajarle la mejilla para contemplarlo. Sería uno de esos *no-sabe-usté-con-quien-está-hablando* de la vida. El caso es que a raíz de esto, se descubrió el pastel, y el niño y su familia acabaron en la cárcel. El diente tenía oro, pero porque había sido recubierto por una capa de oro de forma magistral para sacar dinero, y parece que es la primera referencia a una corona dental[98].

Aún a día de hoy hay rastro de este diente en una serie de televisión[99], pero como casi todo lo que sale en los medios, es falso.

----

97 Liddelius, *Tractatus de dente aureo pueri Silesiani*. Hamburgo.1626.

98 Spielman AI, «The Boy with the Golden Tooth: a 1593 Case Report of the First Molded Gold Crown», en *Journal of Dental Research*. 2009.

99 En la serie de televisión *Warehouse 13* («Almacén 13»), el gobierno americano tiene objetos sobrenaturales de todas las épocas, y entre otros objetos, este diente, con la capacidad de convertir lo que toca en oro.

El pañal de Jesucristo

Si Jesús nació el 25 de diciembre, debió haber emitido sus primeras deposiciones antes de fin de año, ya que la mayoría de recién nacidos lo hace en las primeras 48 horas[100].

Esto es importante, porque la emisión del meconio por el ano es un requisito para que un niño se vaya de alta desde la maternidad, por ejemplo, y en el caso del niño Jesús, puesto que todo Él era divinidad, esas heces debieron elevarse en algún momento al cielo[101]. Al ser un parto extradomiciliario, no en casa realmente, no hay constancia de esto.

Esto que parece una insolencia no lo es tanto, ya que sobre el santo prepucio de Jesús se han escrito tratados, tesis doctorales y hasta ha sido tema de discusión en concilios, con elevadas y profundas discusiones entre sabios, y no lo voy a exponer yo ahora así, a la ligera, pero que sepáis que también subió al cielo, puesto que todo es Él. Bueno, hay gente que dice que lo tiene como reliquia, y otros incluso lo llevaron de anillo[102].

---

100 Supongamos que esto es así, lo del 25 de diciembre, y que no es copia de Horus, Mitra y otras religiones mistéricas anteriores, que ya es mucho suponer, pero bueno.
101 Por ejemplo, tampoco se mencionan el burro y buey en la Biblia.
102 La Iglesia tuvo que prohibir el culto del santo Prepucio en 1900, porque sólo en Europa había diecisiete y ya era un poco cachondeo.

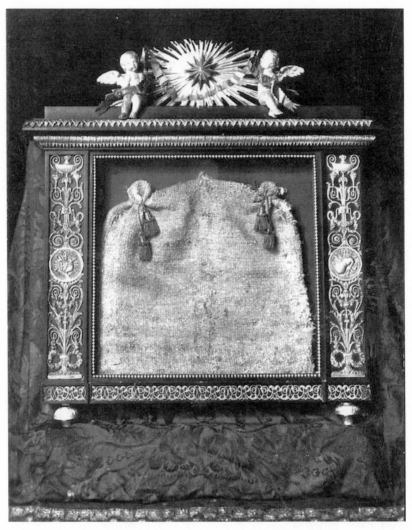

El pañal de Jesucristo de Lleida

El caso es que aunque no hay constancia en las sagradas escrituras oficiales (las que se escribieron al menos sesenta años después de la muerte de Jesús, con lo fácil que es no acordarse de lo que uno cenó ayer) de ciertos detalles de la vida de Jesús, pues surgen reliquias para todos los gustos. Ése es el negocio de Tierra Santa en la que pese a haber sido Jerusalén destruida varias veces, hay constancia hasta del lugar donde Jesús perdió la sandalia. Todo falso, pero ¿y el dinero que da?[103].

En este contexto de reliquias mil, no hay catedral que no tenga la suya. Hay reliquias de la cruz para entarimar el Bernabéu diez veces, clavos de Cristo para hacer un submarino o múltiples hallazgos precedidos de un sueño donde se veía la reliquia claramente y luego la encontraban; véase Santiago de Compostela, que alguien soñó ochocientos años después con su tumba y nos la colocó[104].

Es más, en Cartagena dicen que Santiago entró en España por su puerto, hay hasta una estatua (comparte el honor de haber desembarcado también el ataúd de Drácula)[105]. Y así hasta el infinito. Incluso en Roma hay un estornudo del Espíritu Santo. En mi pueblo hay un dedo de san Juan de la Cruz, que ya nos vale, y es que no hay diócesis que se precie que no tenga su reliquia. Y no sólo instituciones religiosas. Hace unos años vi en un museo de Viena la lanza de Longinos, que dicen que Hitler quería y esas cosas de nazis.

Así se entiende de forma más sencilla que en Lleida hayan tenido la clara evidencia de las necesidades corporales de Jesús, el santo pañal. Es una historia casi tierna.

Parece claro que aunque dotado de divinidad, no controlaba los esfínteres, y la muestra es el pañal que se ha venerado durante años en esa ciudad. Al parecer el santo pañal llegó a Lleida a través de Arnau Solsona, que fue encarcelado en Mallorca por un rey de Túnez en una incursión. Luego lo que pasa: la hija de Arnau se casa con el hijo del rey de Túnez (lo normal) y éste para impresionarla le enseña las cosas que su papá tenía en palacio: esos oros por aquí, esos camellos descapotables por allá, el primer pañal que llevó Jesús. Lo habitual para impresionar. La hija le dio a su madre a escondidas el pañal y ésta a su marido, que lo llevó a Lleida, en una especie de relevo cuatro por cien.

---

103 Por ejemplo, santa Elena soñó con el lugar donde estaba la cruz de Cristo trescientos años después, y acertó. Es la patrona de los operarios de georradar.

104 Que el enterrado pueda ser Prisciliano, o que Santiago nunca estuviera en España, ¿qué importa? Ochocientos años después alguien dijo que lo era y punto.

105 *Buscando a Drácula en Cartagena*, en el diario *El País*, 9 de septiembre de 2015.

¿Que en qué año pasó esto? Sería al poco de nacer Jesús, ¿no? En 1297, sin ningún riesgo de confusión con otros pañales trece siglos después. Parece que aún hay unos hilillos en Escalona y Barcelona, porque lo que es el pañal, se perdió en la Guerra Civil. Una lástima.

Tenía la propiedad de ser inmune al fuego, cosa que no comparte la Sábana Santa[106]. Al parecer era muy milagroso y la gente se encomendaba a él para los partos. Dicen que Fernando VII lo trasladó a Madrid para evitar complicaciones en el parto de Isabel II. Es difícil de creer hasta para personas que escriben en *periodismocatólico.com*[107].

Hay más cosas de Jesús; se veneran restos de paja del pesebre también en Roma; hay más de sesenta dientes de Jesús (no me salen las cuentas); de Mahoma hay dos en Estambul. De los cordones umbilicales hay al menos tres, en Roma, San Martino y Chalons.

Menos mal que de los pañales de Jesús solamente hay una mención en un evangelio apócrifo, pero ésos no valen. Ah, salvo para la mula y el buey, que quedan monos en el portal.

106   Eslava Galán, *El catolicismo explicado a las ovejas*. Planeta. 2013.
107   http://www.periodismocatolico.com/archivo/b040826/14.htm

La niña de tus ojos

El amor hace que las personas se comporten de modo extraño, y, al mismo tiempo, sirve para comprender bastantes acciones humanas en su finalidad oculta. Si no fuera por el deseo de amor, de sexo o de poder, muchos comportamientos humanos serían inexplicables. Ya lo dijo Jorge Drexler: «Tan complicados los simples mortales y tan fácil saber lo que se traen entre manos»[108].

Una expresión bastante frecuente de afecto a una niña es decirle aquello de «eres la niña de mis ojos», pero es menos común escuchar su equivalente masculino: «eres el niño de mis ojos» (para eso decimos «es su ojito derecho»). Además, el que recibe el piropo puede estar bastante alejado de la etapa infantil o juvenil. ¿Por qué entonces se habla de esa niña? ¿Quién es esa niña?

La historia es curiosa y antigua. Es una metáfora, y tiene que ver con otra expresión sobre los ojos, que para algunos son el espejo del alma.

Aunque los árabes en la Edad Media creían que el alma estaba en el hígado, la mayoría de pueblos la han colocado en el corazón. Decir «hígado mío» quedaba raro. Otros la colocaron en el cerebro, pero realmente, en verdad, no se sabe si está ni dónde.

---

108 Jorge Drexler es un cantante uruguayo, que también es médico. Esta estrofa pertenece a la canción «El otro engranaje», de su disco, *12 segundos de oscuridad*, 2006.

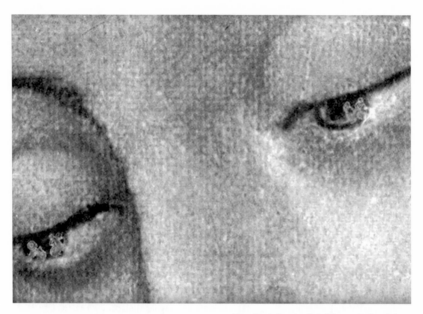

Detalle de los ojos de la Virgen de Guadalupe.

La búsqueda del alma siempre ha obsesionado a las personas, incluso a día de hoy hay personas donde no se encontraría el alma ni aunque existiera. Desde tiempos inmemoriales, al mirar de cerca a una persona se veía otra persona reflejada en la pupila. Ese reflejo de la persona en la pupila, que parece una muñequita, es lo que se ha llamado «pupila». Realmente la pupila es la zona oscura y redonda que deja el iris en el ojo, que cambia de tamaño según la ocasión para dejar pasar más o menos luz al interior del globo ocular, y es en esa zona donde si uno mira a otra persona, ve una especie de persona chiquitita.

De ahí que se llame «pupila», que significa entre otras cosas muñequita. En latín, *pupilla* es pequeña muñeca, la que vemos reflejados en los ojos del otro. Los griegos llamaron a esa estructura *kore*[109], que significa «muñequita», y en otras culturas, con nula relación con el mundo griego, como Japón, también se usa el término *ma-na-ko* para referirse a la pupila, y que también significa

109 Andrzej Szczeklik, *Core: sobre enfermos, enfermedades y la búsqueda del alma de la medicina*, Acantilado, Barcelona, 2012.

«muñequita», por lo que debe ser una conclusión común a la especie humana, vivan sus miembros en Nagasaki o en Móstoles. En inglés la expresión *to look babies in the eyes*, «mirar fijamente a otro», deriva de lo mismo[110].

El término griego *kore*, que es muñeca, aún puede reconocerse en diferentes términos médicos relacionados con la pupila, como anisocoria, corectasia, corotomía, leucocoria…

¿Cómo sabían que desde las pupilas se puede acceder al nervio óptico, es decir, a una parte del cerebro? ¿Es la niña la entrada al alma?

Que te digan que eres la niña de los ojos de alguien, además de expresar cariño y que eres importante para esa persona (a lo mejor también estás algo consentido), implica que eres su alma, su más preciado tesoro. En la Biblia se hace referencia a que Dios cuidaría al pueblo de Israel como a la «niña de su ojo»[111]. Por lo tanto Dios tiene pupila, palabra de ídem. Y son siempre azules, lo dice el cine.

Otros dicen que es porque la pupila, la niña, es la parte más preciada del ser humano, pero eso no explica el significado de por qué se llama niña[112].

Así, cuando quieres decir de alguien que es la niña de tus ojos, puedes decirle que es tu pupila, aunque sea un chico, ya que significa lo mismo. Según la Real Academia Española también significa prostituta, pero después de admitir almóndiga, yo a los de la RAE ya no los entiendo.

Hoy en día, como ya no hay romanticismo ni nada, algunos científicos, que no se han enamorado nunca, han descubierto que con una foto en alta definición se puede rescatar la imagen del que hizo la foto a través de la pupila del fotografiado. Lo publicaron en la revista *PLOSone*[113]. Como pasa a veces, son muy optimistas, y creen que puede servir para identificar a personas en crímenes,

---

110 En español también significa pelar la pava, pero no vamos a liar más las cosas.

111 Deuteronomio 32:10.

112 Además, como dice Woody Allen, «el cerebro es mi segundo órgano preferido», y no creo que el primero sea el ojo para nadie, aunque no se puede descartar, hay gente con gustos muy raros. Rarísimos.

113 Rob Jenkins et al, «Identifiable Images of Bystanders Extracted from Corneal Reflections», en *PLOSone*. 2013.

por ejemplo, cuando encuentran una foto sádica de un cadáver o algo así.

Estos de *PLOSone* creen que han descubierto la pólvora, pero ya se sabe que la virgen de Guadalupe en una de sus representaciones puso a trece personas en su pupila, para que ahora en el siglo XXI nos entretuviéramos con eso, tipo yincana[114]. No saben lo que significa la pareidolia[115].

---

114 En la capa del indio Juan Diego quedó estampada la imagen de la Virgen cuando se le apareció en Tepeyac (México) en 1531. Aunque en la imagen las córneas miden 8 mm, algunos afirman que se pueden distinguir hasta 13 personajes: un sirviente indígena, sentado en el suelo y mirando hacia arriba; el perfil de un anciano de aspecto español (el obispo Juan de Zumárraga); Juan González, que era el intérprete y traductor del obispo; María, una mujer de rostro oscuro, una sierva de raza negra, servidora del obispo; un hombre de rasgos españoles, acariciándose su barba con la mano; un indígena, con barba y bigote, desplegando su manto ante el obispo, que será Juan Diego; y finalmente, una familia indígena compuesta por una mujer, un hombre, y algunos niños, 4 en el reflejo del ojo izquierdo o 5 en el del ojo derecho.

115 Fenómeno psicológico donde un estímulo vago y aleatorio (habitualmente una imagen) es percibido erróneamente como una forma reconocible. Como cuando vemos nubes con forma de dragones o a Camarón en una loncha de jamón.

El niño
leopardo

En la imagen siguiente vemos a dos personas, aunque no las están tratando como tales, sino como objeto de sorpresa, asombro y mofa. En la postal se dice que es el niño leopardo con su madre.

El pobre niño, negro, tiene zonas de su cuerpo que han perdido esa coloración y se ven blancas, asemejando al moteado de un leopardo (con mucha imaginación). En el siglo XIX e inicios del XX existieron muchos espectáculos donde se exhibía a personas con determinadas malformaciones o enfermedades en los circos, y en muchas de esas ocasiones, desde que eran niños. Estos espectáculos se llamaban *freakshow*.

Lo que la propia persona pensara, y el trauma que debió suponer ser mostrado al público en una barraca de feria, está bien estudiado en multitud de libros[116].

Muchas de estas personas tenían vitíligo, una enfermedad en la que se van destruyendo las células que tienen la melanina, de causa desconocida, y en las que las zonas blancas, despigmentadas, van creciendo. Es bastante frecuente de ver si uno se fija incluso paseando por la calle.

---

116 Ya vimos en el capítulo *De monstruos a milagros* que algunos siameses se ganaron la vida así, incluidos algunos esclavos negros.

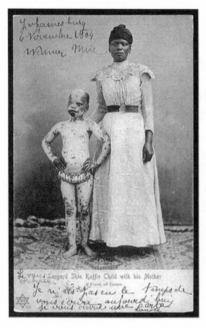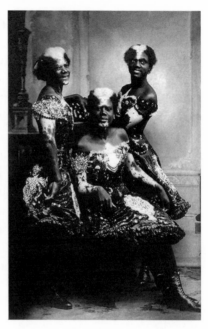

Arriba a la izquierda, Mungo Lark, niño con vitíligo expuesto como una rareza.
A la derecha, tres hermanas con piebaldismo.

Otra cosa parecida es el piebaldismo, que aunque tiene muchas similitudes estéticas, se produce por un defecto genético, y las manchas blancas ya suelen estar desde el nacimiento, con un característico mechón de pelo blanco. Como tiene una herencia dominante, era fácil que en una familia hubiera varios miembros afectos.

En el siglo XIX hubo una obsesión por el color de la piel y por demostrar la supremacía de la raza blanca. Estas exposiciones iban dirigidas a los obreros blancos, para que se sorprendieran de que un negro pudiera tener el aspecto de un blanco, aunque de forma parcial. Al mismo tiempo, la sorpresa iba mezclada con una sensación de miedo: un negro podía transformarse en un blanco, y con ello, tener otros derechos.

Parte de esto se vivió con el espectáculo sobre la vida de Michael Jackson, que tenía vitíligo, y al que se le acusaba de querer dejar de ser negro. Ya no era una barraca de feria, pero no se le perdonaba que no exhibiera esa transformación, como en los *freakshow* del pasado. Una vez dijo «Ya he dicho que tengo vitíligo, ¿por qué queréis examinarme?».

A día de hoy aún causa relativa sorpresa y hasta inquietud una persona con vitíligo o piebaldismo, más aún si es un niño. Muchos adultos con esta enfermedad confiesan que las manchas en las manos, codos o en la cara son el objeto de miradas indiscretas de forma constante.

Una marca de ropa española usó a la modelo Winnie Harlow, con vitíligo, para una campaña. Esta chica confesó que su exaltación del vitíligo no es algo que sucediera desde siempre. Es más, a partir de los cuatro años sufrió acoso escolar por este motivo. La llamaban entre otras cosas cebra y vaca, al empezar a tener una mancha blanca en el abdomen.

Cuánto hemos cambiado, o no.

Niños poseídos

Atención que copio esto directamente del libro original (bueno, de una copia):

Por lo que respecta a la enfermedad llamada sagrada, la situación es la siguiente: en manera alguna me parece que sea más divina ni más sagrada que las otras enfermedades. En verdad, tiene su propia naturaleza, al igual que las restantes enfermedades, y de ella se origina. Sin embargo, los hombres, debido a su inexperiencia y a su capacidad de asombro, han considerado su naturaleza y su causa como algo divino, puesto que no se asemeja en nada a las demás enfermedades, y por el desconocimiento que genera la ignorancia, se le conserva carácter divino [ ] Los que proclaman el carácter sagrado de esta enfermedad me parece que son hombres como los magos, charlatanes y presuntuosos, que con vehemencia fingen ser piadosos y saber más que nadie. Utilizan la divinidad como velo de su ignorancia.

Estas palabras, que parecen modernas, son de Hipócrates de Cos, allá por el siglo v antes de Cristo. Pero desde antes de él, y posteriormente, esta idea de que la epilepsia es una enfermedad más no ha sido la creencia común en la población ni entre los médicos.

Desde siempre las convulsiones en los niños se han creído de origen sobrenatural[117], y se han tratado con encantamientos, exorcismos, todo tipo de rituales y se ha protegido a los niños con amuletos. Ya en términos más científicos, las convulsiones en la infancia se han achacado a la dentición o a gusanos intestinales, usando como remedios la punción de las encías o plantas como la peonía[118].

Por lo tanto, el hecho de mitificar esta enfermedad ya les chirriaba bastante a los hipocráticos, mucho antes de saberse la funcionalidad cerebral y poco la fisiología actual. Sus teorías sobre su causa (un acúmulo de flemas en niños y de bilis en adultos) distaban mucho de la realidad, pero era una aproximación racional al problema.

El que escribe ha descubierto hace poco alguna foto infantil suya con un amuleto al cuello contra el mal de ojo. Sí. Con un trozo de cuerno de ciervo por esos mundos y yo sin saberlo. Y es que pese a Hipócrates, las fuerzas invisibles han estado detrás de esta enfermedad desde el origen de los tiempos.

En las culturas mediterráneas, las crisis convulsivas se achacaron al mal de ojo, o fascinación, tan común aún hoy en nuestro día a día[119].

En el evangelio de san Marcos hay una descripción de una crisis convulsiva muy famosa, que algo ha tenido que ver con la estigmatización que aún tienen las personas con epilepsia. En los bautismos de la Iglesia católica hay una parte llamada exorcismo, para evitar que el demonio posea a ese niño.

En el famosísimo *Malleus maleficarum*[120] («martillo de brujas») del siglo xv se dice que muchas personas tienen convulsiones porque les han dado de comer huevos que han sido cocidos con personas muertas. No puedo descartarlo porque no se ha hecho el experimento.

---

117 M. Obladen, «Possessed by Evil Spirits: a History of Seizures in Infancy», en *Journal of Child Neurology*. 2013.

118 En España se cree que al oler su flor se produce dolor de cabeza. Plinio el Viejo decía que servía para no tener pesadillas provocadas por faunos.

119 JM Lloreda Garcia, «Religion, Spirituality and Folk Medicine/Superstition in a Neonatal Unit», en *Journal of Religion and Health*. 2017.

120 Es el manual de cualquier inquisidor que buscara brujas. Publicado inicialmente en 1487, estuvo vigente durante más de doscientos años.

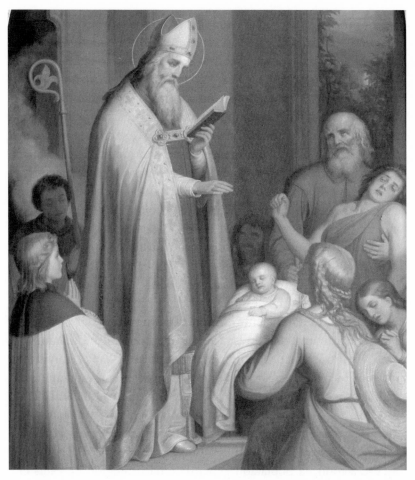

San Valentín arrepintiéndose de haber cambiado la guardia, y pensando en la dosis de valproico.
Cuadro del altar de una iglesia parroquial alemana.

En 1603, Martin del Río describía el mal de ojo como «el poder derivado del contacto con el demonio, que cuando el que lo tiene mira a otra persona con esa intención, lo infecta con el demonio». Así se entiende que un tratado de pediatría de 1751, Storch (atención, pleno siglo XVIII) tuviera sesenta páginas sobre enfermedades provocadas por el mal de ojo, entre ellas, claro, las convulsiones. También se han descrito las convulsiones infantiles como resultado de experiencias estresantes en la madre embarazada.

Respecto a los protectores, san Valentín se lleva la palma. Kluger[121] recopiló 341 obras de arte en las que se representa a san Valentín exorcizando a epilépticos. De hecho, el cráneo de san Valentín se veneraba como mediador para sanar la epilepsia hasta la Revolución francesa. El tal Kluger debe ser un cachondo de mucho cuidado. A todo esto, ¿dónde está el amor, san Valentín? ¿Será verdad que lo inventó El Corte Inglés?

Los dientes siempre han sido la causa de todo, y la primera causa de convulsiones en los niños, por eso les abrían las encías, evitando las crisis. Y muchos no mejoraban, por lo visto, pero esa idea aún llega a nosotros de muchas formas (fiebre, diarrea, catarro…). La práctica de cortar las encías llegó incluso al siglo xx y a mí me la recuerdan los mordedores y cremas-geles que se venden para el dolor de encías. Si es que existe eso.

La tercera causa más utilizada para explicar las convulsiones en niños, tras el demonio y los dientes, han sido las irritaciones intestinales, desde una deficiente eliminación de meconio hasta por tomar leche humana cuando la madre menstruaba. Lo de siempre.

Existe una enfermedad llamada síndrome de West, muy conocida por los pediatras. Provoca crisis convulsivas en forma de espasmos en flexión. Pues bien, West era un médico que escribió en 1841 a la revista *The Lancet* describiendo lo que le pasaba a su hijo y pidiendo ayuda, quedando su descripción como la clásica del síndrome de West[122].

Pese a todo, la población general se ha protegido de estas enfermedades además de con los santos, con amuletos. Los egipcios usaban el ojo de Wadjet, pero lo que más éxito ha tenido desde siempre para las crisis han sido los collares de coral. Desde seis siglos antes de Cristo hasta la actualidad, aún se ven collares de coral, incluso famosos médicos como Paracelso lo recomendaban. A finales del siglo xix, con el surgimiento del magnetismo y el

121 Kluger G. et al, «St. Valentine-Patron Saint of Epilepsy: Illustrating the Semiology of Seizures over the Course of Six Centuries», en *Epilepsy Behavior*. 2009.
122 West WJ, «On a Peculiar Form of Infantile Convulsions», en *The Lancet*. 1841.

mesmerismo[123], se usaron collares con metales para prevenir las convulsiones (metaloterapia).

En los últimos años se ha puesto de moda un collar de bolitas de ámbar, que se vende para el dolor de dientes (y dale), pero que en su origen es un amuleto contra el mal de ojo, pese a quien le pese, ya que desde la Edad Media se ha creído en el ámbar como protector contra esta supuesta patología.

Por suerte y por el avance de la ciencia, cada vez se entienden mejor las crisis y la epilepsia infantiles y los pacientes pueden hacer y llevar una vida más normal.

---

123 El mesmerismo fue una doctrina creada por Mesmer en el siglo XVIII, según la cual existe una energía llamada magnetismo animal, que podía usarse para curar a los pacientes, mediante fluidos eléctricos que pasaban de un cuerpo a otro. Curiosamente él era uno de los que más energía de ésa tenía.

Niños robados
y asesinados

En ocasiones, cuando llevan a un recién nacido a alguna zona del hospital y no lo acompaña un familiar, alguien suele decir aquello de «no me lo vayáis a cambiar». Series televisivas y bufetes de abogados han creado un ambiente de cambio de niño bastante lejos de la realidad actual, al menos en los hospitales públicos en España, aunque es verdad que imposible que suceda no es. En otras ocasiones, cuando un niño tiene un problema y los padres se desahogan preguntándose por qué los demás niños son sanos y el suyo no, se les suele recordar que cada cual tiene lo suyo, y que es mejor no calzarse los zapatos de nadie.

Esta situación de cambio de niño, no la real, sino la creencia, viene de muy antiguo. En la Alta Edad Media se creía en algunos lugares de Europa que, antes de ser bautizado, un niño podía ser secuestrado por hadas, elfos, trasgos, faunos, demonios, etc., y cambiarlo por otro deforme, con la intención de tenerlo bajo su dominio y usarlo de criado, o simplemente por fastidiar.

Esto explicaría por qué muchos niños enfermaban en las primeras semanas de vida, y que se achacase a que habían sido cambiados por otro defectuoso; o los casos en los que un niño aparentemente normal al final tuviera un retraso mental o cualquier otra enfermedad de síntomas tardíos. Esta circunstancia se llamaba *changelings*, *enfant changés* o *wechselbälge*, y también implicaba el cambio por un niño gravemente enfermo o ya muerto.

Es fácil entender que debía usarse para explicar las muertes súbitas, las sepsis neonatales o las cardiopatías, entre otras cosas. El niño era sano al nacer y a las dos semanas fallecía, al cabo de horas de encontrarse mal: me lo han cambiado. Ahora se dice: «El médico lo vio y no le encontró nada, esto con pruebas no hubiera pasado».

En algunas zonas se aplicaba el ritual inverso: se ofrecía el niño enfermo a la supuesta entidad que se lo había llevado, por ejemplo, un fauno, y se pedía que lo devolviera por el niño sano. En este proceso, el niño enfermo podía morir de frío en un bosque, devorado por animales salvajes o de cualquier otra forma. Si sobrevivía al rito, era bautizado otra vez.

Hay que tener en cuenta el papel tan diferente que el niño tenía en la Edad Media, casi sin derechos y sin reconocérsele entidad; de hecho, matar a un niño era un delito bastante menor de lo que hoy es, y en algunos casos hasta se podía justificar.

He leído que en Irlanda hasta la zurdera se llegó a asociar a esto. Siempre me dijeron mis hermanos que yo no era de mi familia, y a lo mejor por eso soy zurdo.

En el *Satiricón* de Petronio se narra cómo unas figuras malévolas, las *estriges*, se llevan a un niño llamado Ifis y dejan en su lugar una figura de paja, que en algunas versiones es una forma de cambio, por una especie de muñeco. Martín Lutero (no confundir con el Lute) creía firmemente en que los niños deformados o enfermos lo eran por efecto del diablo y que éste realizaba cambio de niños.

Según parece, en el norte de Europa, para que le devolvieran al niño sano, se llegó a la técnica de maltratar al niño (supuesto hijo de uno de estos seres) para que sus verdaderos padres mágicos volvieran a por él al ver que era tratado con tanta crueldad y lo cambiaran de nuevo. Incluso se llegó a quemar a algún niño vivo. Otras leyendas, al contrario, afirmaban que el daño que se le hiciera al niño cambiado, lo recibiría el niño verdadero por parte de sus nuevos padres-trol. Muchos padres necesitaban ayuda de terceros (en general, los sacerdotes de la parroquia), para tener esas actitudes con su hijo cambiado.

En muchas leyendas se habla de la posibilidad de descubrir que tu niño ha sido cambiado y en realidad es un demonio[124]. Por ejemplo, parece que tienen más edad de la que aparentan. En un cuento de los hermanos Grimm[125], se descubre al preparar cerveza en una cáscara de bellota, cuando el niño dice que nunca ha visto algo así en su larga vida. Se cree que comían más de lo habitual y que podían hacer gestos de sorpresa no correspondientes a su edad, y se les podía revelar por eso[126].

Estas leyendas de cambio de niños también se cuentan en Asturias, con las *xanas*, que cambiaban sus criaturas para que las cuidara una humana, y ella se llevaba al niño de ésta.

Existían varios remedios para evitar este intercambio. Al parecer, el uso de piezas de metal cerca de las cunas, como unas tijeras, o poner herraduras en la puerta de las casas o en la habitación del niño, hacía que a esos seres les costase más acceder al niño.

Estas leyendas y supersticiones dan una respuesta muy básica pero muy clara a las enfermedades de los niños. En algún caso también escondería un abuso o un asesinato (imagino que cuando se cambiaba por un muñeco). Ahora parecen leyendas y cuentos, pero en cierta época eran creencias generales. Incluso en el siglo XIX y XX en algunas zonas de Europa hay constancia de que en comunidades rurales se seguían usando rituales como las piezas metálicas para proteger al recién nacido, y hasta el siglo XVII el infanticidio motivado por un cambio de niño era justificado y casi nunca perseguido.

En algunos de los textos se hace referencia a que otro de los rasgos por los que se podía descubrir que tu hijo era un niño cambiado era porque tenía un apetito voraz. Esta explicación, la de ser una fuente de gasto de recursos, sin producir nada, y que necesitaba de ayuda constante cuando cada miembro de la familia ya trabajaba desde la edad más temprana, justificaría la necesidad del infanticidio para no peligrar la subsistencia del núcleo familiar.

---

124 Y no es que haya salido a parte de la familia de él/ella, que son unos brujos, sino a un demonio verdadero.

125 Jacob y Wilhelm Grimm, *Children's and Household Tales*.1812.

126 Hoy en día manejar un iPad con un año y descargar música no cuenta como signo del maligno. Si se hace *youtuber* a lo mejor.

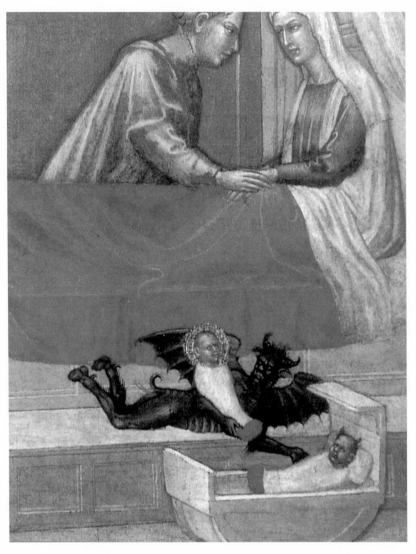

Mientras los padres pelan la pava, un demonio volador se lleva al niño, santo varón, y deja un supletorio, con sus cuernecicos y todo. PD: no es bueno pelar la pava hasta XXXXX meses/años después de un parto.
Detalle de La leyenda de san Esteban, *cuadro del s.* XV *de Martino di Bartolomeo.*

Otra cuestión interesante es que la mayoría de los cambios se daban cuando la madre salía a labrar el campo o a realizar alguna tarea, por lo que se recomendaba que estuviese al menos seis

165

semanas sin separarse del bebé. Esto pudo proteger a muchos niños y mujeres de problemas en el posparto, aunque se hiciera por miedo al cambio.

Al parecer, estos seres mágicos se llevaban mucho más a los varones, ya que despreciaban a la mujer, en una clara alusión al machismo reinante. En algunas comunidades vestían a los varones hasta cierta edad como niñas para tratar de engañar al secuestrador. Si luego ya se vestían ellos de niñas cuando eran adultos, es una cosa de la vida íntima de las personas y yo no voy a entrar.

Los niños con malformaciones y necesidades especiales, incluidos los grandes prematuros, aún hoy, son un grupo de riesgo para recibir maltrato físico y psicológico por parte de sus padres o cuidadores.

¡Qué crueles somos, pese al paso del tiempo!

Niños momia

Todos sabemos que a las momias las envolvían en tela, y que se han encontrado momias de todas las edades, incluidas momias de niños. Pero quizá es menos conocido que existe otra versión en la que el niño envuelto está vivo; esa pequeña diferencia. Y está en el día a día de muchos pediatras, sin saberlo, mucho más de lo que ellos creen.

En ocasiones hay niños tan abrigados que no pueden ni moverse, pero en otras épocas esto se hacía a propósito: eran los llamados niños fajados.

No está muy claro cuándo empezó a fajarse a los niños, pero parece que en Roma y en la Alta Edad Media, ya se hacía. Al nacer el bebé se envolvía en un fajero, que incluía brazos y piernas, con el objetivo de que creciera recto y proporcionado. También parece que así se evitaba que se tocaran los genitales, eso que los niños hacen muy frecuentemente y que a los adultos les da repelús y tienden a ocultar como sea. Esta forma de manejar a los niños estaba muy bien, especialmente para que no se arañasen la cara, no tuvieran hernias umbilicales y quizás para que no respiraran mucho.

El uso de estas fajas, con los dudosos beneficios que se les asociaba, es probable que se relacionara de verdad con una menor atención al niño, con menos cambios de la orina y las heces, lo que llevaría a problemas infecciosos, dermatológicos y cosas que no quiero ni pensar. Eso sí que sería una dermatitis del pañal, y no las nimiedades de ahora. Si había que envolverlo cada vez de forma tan laboriosa, lo más probable es que se hiciera menos de lo recomendado. Al parecer aquellos que sobrevivían a los dos meses de vida, eran liberados de los brazos, pero el tronco y las piernas permanecían inmovilizados hasta los nueve meses o el año.

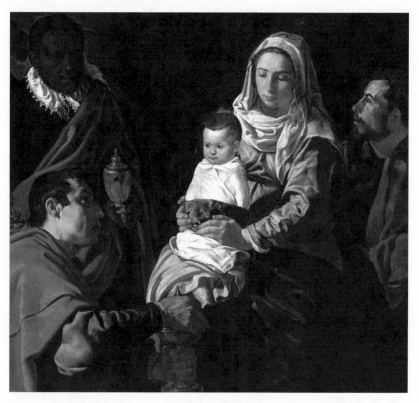

Detalle de La adoración de los magos, *Velázquez. 1619. Museo del Prado.*

En el siglo XVIII muchos médicos empezaron a clamar contra el uso de estas fajas, pero dependiendo de la zona del mundo, esta costumbre tardó más o menos en desaparecer. Es más, yo creo que no ha desaparecido del todo.

Las referencias escritas a cómo y durante cuánto tiempo se fajaba a los niños son escasas, y lo que más abundan son las representaciones pictóricas de niños fajados. Algunos autores creen que el fajado no era por el tema de las deformidades y el crecimiento, sino que evitaban que los niños llegaran a sacarse los ojos, las orejas o que se desplazara a cuatro patas como las bestias.

Esta tradición, a ojos de hoy (al menos los míos, que aún se ven niños semifajados sufriendo por la calle), es una forma de tortura que los niños sobrellevaban como podían y que en algún caso debió ser la causa de su muerte.

DeMause lo describía así:

Consiste en privar totalmente al niño del uso de sus miembros envolviéndole con una venda interminable hasta hacerle parecer un leño; con lo cual a veces se producen excoriaciones en la piel; la carne está oprimida casi hasta la gangrena; la circulación queda casi interrumpida; y el niño, sin la menor posibilidad de moverse. Su pechito está rodeado por una faja se le aprieta la cabeza para darle la forma que se le ocurra a la comadrona; se le mantiene en ese estado mediante la presión debidamente ajustada

Con esta técnica también se controlaban los movimientos del niño, haciéndolo un ser más pasivo aún, y pudiendo manejarlo de forma más sencilla, no teniendo que estar vigilándolo. Vamos, una especie de *estivilización*, pero día y noche.

Se tardaba en algunos casos hasta dos horas en fajar a un niño, y esto lograba que los adultos estuvieran más cómodos, ya que se movían menos (qué remedio), lloraban menos, dormían más, etc. Pobres criaturas.

Uno de los aspectos más llamativos del fajado de niños es que se hiciera durante tanto tiempo, y no se viera lo perjudicial que era. Quizás entendiendo el papel tan diferente de los niños en épocas pasadas sea comprensible, ya que el rol actual en el que los niños son los reyes de las casas dista mucho del papel que tenían hace tan sólo doscientos años, cuando la infancia era uno de los periodos más duros y tristes de la vida, no siendo si quiera un sujeto con derechos, ni un sujeto al que hubiera que proteger especialmente, por no decir que no se les otorgaba dignidad.

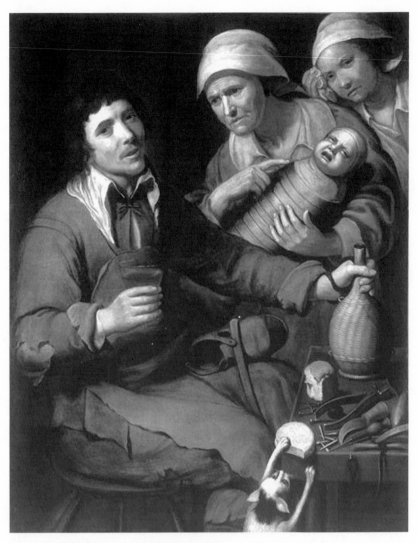

Aquí se ve cómo el padre se echa a la bebida porque después de la osteopatía, el método Rubio, el método Milton, la homeopatía, el reiki, el varialgil, el masaje lacrimal y el fajado el niño sigue llorando. Y la suegra, que venía para una semana, lleva ya un mes.
El zapatero remendón y su familia, *anónimo s. XVII.*

En el siglo XVI y XVII Europa estaba llena de niños abandonados en las calles y muriendo de hambre o explotados de diversas formas, o bien no nacían por la gran cantidad de abortos, sin que muchas instituciones se encargaran de ellos. El niño como ser especial, en crecimiento, que debe ser protegido, es un concepto de las últimas décadas del siglo xx. Es así (antes ya era un hombre a cualquier edad, y podía trabajar por ese mismo motivo).

El fajado en todo caso duró más tiempo, y aún en el siglo xviii se seguían fajando niños, haciendo que los piojos y otros bichejos camparan a sus anchas, con la idea además de que la espalda se les deformaría si no se la mantenían recta. Imaginad que vuestro hijo no se moviera nunca, acabarías mirándolo poco, como aquella bicicleta estática que comprasteis y ahora es un perchero.

Rousseau en el siglo xviii clamó a favor de la significación del niño como individuo, con características especiales (se consideraba que el niño era un adulto pequeño, y claro, no se comportaba como debía) y una de las cosas que criticó fue el uso del fajado.

Esto del fajado tiene más miga de lo que parece. Al ser el niño ahora una estructura totalmente pasiva, parecía una especie de balón de rugby, y en algunos casos lo fue de verdad. Ése fue el caso del lanzamiento del hermano de Enrique IV, que murió cuando se lo estaban pasando fajado de una ventana a otra en plan «¡cógelo, que va!», pero que acabó en defenestración. Dice un texto: «Uno de los gentilhombres de cámara y la nodriza que cuidaba de él se divertían echándolo de acá para allá por el alféizar de una ventana abierta. A veces fingían que no lo tomaban, y el pequeño conde de Marle cayó y se dio contra un escalón»[127].

A día de hoy se encuentran webs donde se aconseja fajar a los niños que tienen cólico del lactante, pero claro, usan términos como contener, arropar, etc., que quedan mejor. Incluso en algunas páginas que dan información médica lo aconsejan. Válgame.

Todos hemos experimentado el ansia, en general de las abuelas, de ponerle una faja al ombligo del retoño, las venden en las tiendas de bebés y todo, cómo no va a hacerse. En alguna ocasión hasta gente más formada lo recomienda, quizás es reminiscencia aún del fajado total de los niños.

---

127 Lloyd deMause, *La evolución de la infancia. The Psychohistory Press.* 1974.

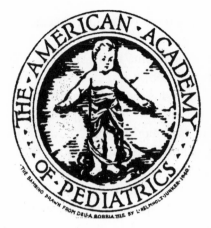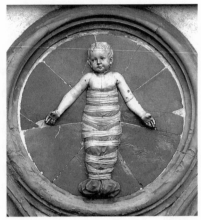

Emblema de la Academia Americana de Pediatría y friso en el Ospitale degli Innocenti en Florencia, de Andrea della Robbia, s. XV.

Bueno, y qué hay de aquello de los niños fajados y la pediatría actual. Pues bastante. El símbolo de la Academia Americana de Pediatría[128] es un niño fajado, en concreto el de los frisos del *Ospitale degli Innocenti* de Florencia, donde además había una piedra giratoria para abandonar a los niños sin que las religiosas vieran a los padres.

---

128   También se ve en el logotipo de la Sociedad Chilena de Pediatría.

Evita que tu recién nacido con dientes se convierta en vampiro

Hace unos días tuvimos un recién nacido con dientes natales, y un pediatra comentó que en otra época a ese recién nacido lo habrían acusado de ser hijo del diablo, o de algo peor, como «querer brazos» o dormir con sus padres. Sólo él y yo conocíamos la asociación de los dientes al nacimiento con temas sobrenaturales, por lo que me sirve de excusa para repasar las cosas que se han asociado a esta extraña condición: tener un bebé con dientes.

La erupción dentaria de los niños suele iniciarse alrededor de los seis meses de vida, pero en ocasiones nacen bebés que ya tienen dientes, y esto crea gran zozobra entre los padres y el resto de la familia. Cuando los tienen al nacer se suelen llamar dientes *natales* y si salen en el primer mes, *neonatales*, siendo estos últimos menos frecuentes (hay series que dicen que aparecen en 1 de cada 800 partos y en otras, en 1 de cada 6000).

Suelen ser los incisivos inferiores, y aunque habitualmente no dan problemas, a veces hay que extraerlos si hay riesgo de aspiración o erosionan los pezones de la madre (bastante raro)[129]. En otras ocasiones sirven para sospechar algunas enfermedades que pueden asociar dientes al nacer, aunque suelen ser síndromes con otros síntomas más específicos que esto.

----

129 Más raro aún es que erosione los del padre, pero como vimos en otro capítulo, la lactancia paterna existe. Si lo que erosionan es la base de la lengua del bebé, se llama úlcera de Riga-Fede.

La cuestión es que los dientes neonatales nunca han pasado desapercibidos, y como siempre, se ha intentado dar una explicación mágica al hecho. Según las épocas y los diferentes lugares, los dientes neonatales han sido un signo de buena suerte para el niño o su familia, o todo lo contrario, una señal del demonio o similar.

Como casi todas las cosas raras, también hay listas de famosos que tuvieron dientes al nacer. En este caso uno de los más famosos fue Napoleón, que al parecer ya nació dentado, al igual que Iván el Terrible. Es por esto que en algunos momentos se hayan asociado a ser grandes políticos, militares o conquistadores. Otro famoso que nació con dientes fue Ricardo III. Parémonos un segundo para recordar quién era Ricardo III, queridos amigos. Fue el que al parecer dijo lo de «¡Un caballo, un caballo!, ¡mi reino por un caballo!» (según Shakespeare). Como murió al poco de decir esa frase en una batalla, el rey que se quedó con el trono (de la energética dinastía Tudor) lo deshonró todo lo que pudo (como cuando acabas tu relación de pareja y tus amigos/as comentan cómo era tu expareja. Todo son piropos *a posteriori*)[130]. Otros eran considerados héroes, como le pasó a Mario Curio Dentato[131], en el Imperio romano, que se puso ese nombre por haber nacido con dientes. También nació con dientes Luis XIV de Francia, el rey Sol. Ahí es posible que no fuera casual, ya que esos dientes estaban destinados a manejar el elevado número de alimentos que desde siempre ingirió, ya que fue famoso entre otras cosas por las comilonas que organizaba[132].

Entre algunos pueblos europeos y asiáticos, nacer con dientes equivalía a que ese bebé sería un brujo o un hechicero en el futuro. En China los dientes neonatales eran de mal augurio y hay un caso documentado en el que se extrajeron y se tiraron a la bahía de Hong Kong, junto con los espíritus que los acompañaban (los dientes, no el niño). En otras zonas de China se creía que la

---

130 Tal es así que sus restos se encontraron enterrados en un *parking*, y hasta 2012 no se enterró en condiciones, cinco siglos después. Santo varón.

131 Nacido en el siglo III antes de Cristo, fue un héroe de origen plebeyo en la primera república romana.

132 En este caso el refrán «Dios le da pan al que no tiene dientes» no se cumplió. Ahora los escépticos empezarán a dudar de los refranes, a lo que vamos a llegar.

mordedura de un recién nacido con dientes podía causar la muerte de la madre. Para algunas tribus de Nigeria, tener un recién nacido con dientes se asocia a mala suerte para toda la comunidad o para todo el que interaccione con él, estigmatizándose a la familia. Algunos de estos padres han llegado al infanticidio. El problema, al menos en Nigeria, es que parte de la enfermería piensa lo mismo[133].

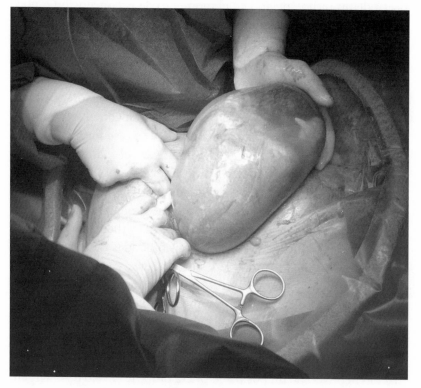

Recién nacido enmantillado en una cesárea. La foto es propia.

Otros que viven la crianza de forma plena son los miembros de la tribu shoto. Meten a los neonatos con dientes en agua, como si fueran pirañas, y si sobreviven, los consideran vampiros y hacen

133 Bankole OO, OKe GA. «Attitude and Beliefs of Some Nurses in Government Hospitals in Ibadan, Nigeria to Natal/Neonatal Teeth in Infants», en *Otodontostomatolgie Tropicale*. 2013.

rituales para protegerse de ellos. En Hungría, más que creer que eran futuros brujos, se consideraba que eran parte de un cambio; un ser los había sustituido por su verdadero niño, como ya vimos en el capítulo sobre niños robados. En Madagascar eran llevados al bosque y abandonados, como parte de una creencia similar (se creía que no era su verdadero hijo). Los indios americanos chippewas consideran que un bebé con dientes es un bebé poseído por el espíritu de un indio anciano en el momento de la concepción o poco después. La verdad es que en Polonia sí que han sabido aunar las prácticas ancestrales con el enfoque más actual del cuidado al recién nacido. Si un niño, por lo que fuera, se consideraba vampiro, no se le dejaba de dar leche materna. De hecho, la leche materna era uno de los tratamientos. Atención a la combinación que tenía que darse. Ya sabéis que a veces los bebés nacen con el saco amniótico intacto, rodeados de las membranas, y esto se llama nacer enmantillado, con la mantilla de la Virgen, con el manto veneciano, etc. Siempre se han considerado niños especiales, por ejemplo, que nunca se podrían ahogar, y por eso las membranas se guardaban para llevarlas en barcos, a modo de fetiche protector[134]. Pues bien, si se daba la combinación de tener la mantilla y dientes natales (que ya es raro), ese niño tenía todas las posibilidades de ser un verdadero vampiro. A estos niños se les llama *ohyn*, y son una variedad de figura mitológica de niño vampiro. La forma de solucionar el problema no era matarlos, no, el remedio era diferente. Lo primero que había que hacer era quitarle los dientes, sin piedad, eso lo sabe cualquier pediatra de Polonia. Pero eso no era suficiente, dejarlo así sería un trabajo a medias; la segunda parte del protocolo de reanimación neonatal de un posible *ohyn* era quitarle el velo de la virgen, quemarlo, reducirlo a polvo y dárselo de comer al bebé mezclado con la leche de su propia madre, a modo de fortificante de la lactancia materna. Así sí que consigues que no se vuelva un vampiro. Si no se hacía, cuando morían, en los martes o viernes que hubiese luna llena, salían de sus tumbas y te chupaban entero, literalmen-

---

134 Hace poco asistí a uno de estos partos; en mitad de la celebración espasmódica por el hecho, la bolsa se rompió y el matrón y las obstetras tuvieron que limpiarse el líquido amniótico de los ojos. A lo mejor lloraban de la emoción, también es posible.

te. Los plazos son complicados, pero más difícil es saberse los calendarios vacunales o la alimentación complementaria del lactante y lo intentamos.

Pero no todos los dientes neonatales son malos, ni te llevan a conquistar Europa. En la tribu basoga de Uganda lo consideran un dios, o al menos, un enviado de Dios. En Suecia, se creía que un bebé con dientes era capaz de sanar un dedo herido si se le metía en su boca. También se creía que si una madre tenía un bebé con dientes, era inmune a los hombres lobo. No hay pruebas ni a favor ni en contra de si eso es verdad o no.

Aunque no son dientes neonatales, otras cosas que pasan en el primer mes de vida pueden influir en la salida de los dientes. Los bihors de la India creen que hay una relación entre la caída del cordón y la erupción dental. Si al caerse, el muñón queda muy profundo, saldrán tarde; si queda superficial, pronto. Seis meses después cualquiera se acuerda de cómo quedó el muñón.

Como veis, la leche materna no deja de tener cualidades increíbles. Ahora que está de moda comerse la placenta, es posible que pronto se hagan polvos de ella para mezclar con la leche y dárselos al neonato.

Todo sea para evitar que se parezcan a los de *Crepúsculo*. Que por nadie pase.

Este niño
tiene azogue

Hoy se lo he escuchado a una madre, con gesto entre tristeza, desahogo y fino diagnóstico. Para muchos que somos de pueblo, el término azogue no es desconocido, y aún está más arraigado a nivel neuronal que iPad o *baby led weaning*. Normalmente se usa para describir a un niño que es muy inquieto, que no para de moverse, «parece que tienes azogue», y lo suelen usar en general, madres, padres o cuidadores desesperados por el comportamiento de un niño.

El origen de esta expresión es bastante sencillo. Azogue significa «mercurio», el elemento químico, no el planeta (también significa plaza de un pueblo donde se realizan actividades comerciales, por eso hay muchas calles y plazas en España con la coletilla «del azogue»).

En la intoxicación por mercurio, muy común en otras épocas, existen síntomas neurológicos muy llamativos, uno de ellos son los temblores continuos y los trastornos psiquiátricos (el sombrerero loco de *Alicia en el país de las maravillas* refleja, al parecer, la intoxicación por mercurio de los fabricantes de sombreros). Por eso se dice «parece que tiene azogue» a un niño extremadamente inquieto, o bien, que «está azogado».

Quizás mi madre conocía los efectos de la intoxicación por mercurio, pero yo creo que no, que era un dicho popular, de muchos años atrás. Si apuramos un poco, muchos niños con azogue realmente también huelen a azufre porque están un poco endemoniados, según sus familiares. Esto lo digo porque siempre quise tener un Quimicefa y me quedé traumatizado. Es mi forma de redimirme.

La intoxicación por mercurio es un tema muy complejo, y según el tipo de mercurio y la vía de administración, así como la dosis, los síntomas son muy diferentes.

Aunque actualmente parece que la mayor exposición es por termómetros (cada vez menos), hace muchos años la sífilis se trataba con mercurio, y además, se emplea para extraer oro y plata debido a sus propiedades químicas.

El martirio del mercurio, el azote de Venus y Mercurio *ilustración de un tratado de enfermedades venéreas. John Sintelaer. 1709.*

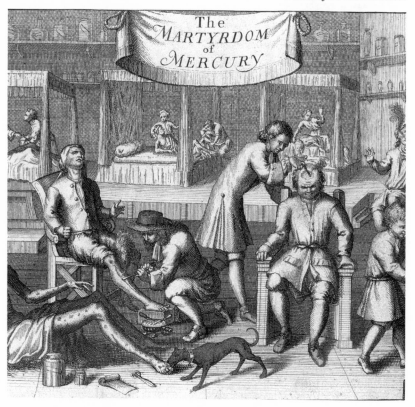

Bendita penicilina, por algo hay una calle doctor Fleming en todos los pueblos de España[135].

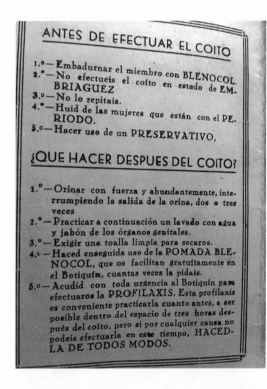

ANTES DE EFECTUAR EL COITO

1.º—Embadurnar el miembro con BLENOCOL.
2.º—No efectueis el coito en estado de EMBRIAGUEZ
3.º—No lo repitais.
4.º—Huid de las mujeres que están con el PERIODO.
5.º—Hacer uso de un PRESERVATIVO,

¿QUE HACER DESPUES DEL COITO?

1.º—Orinar con fuerza y abundantemente, interrumpiendo la salida de la orina, dos o tres veces
2.º—Practicar a continuación un lavado con agua y jabón de los órganos genitales.
3.º—Exigir una toalla limpia para secaros.
4.º—Haced enseguida uso de la POMADA BLENOCOL, que os facilitan gratuitamente en el Botiquín, cuantas veces la pidais.
5.º—Acudid con toda urgencia al Botiquín para efectuaros la PROFILAXIS. Esta profilaxis es conveniente practicarla cuanto antes, a ser posible dentro del espacio de tres horas después del coíto, pero sí por cualquier causa no podeis efectuarla en este tiempo, HACEDLA DE TODOS MODOS.

Un detalle de las antiguas instrucciones profilácticas del cuerpo de Regulares Indígenas de la Infantería de Melilla [ver nota 135].

---

135 Desde 1929 hasta los años cincuenta del siglo pasado, para tratar la gonorrea se usaba una sustancia llamada blenocol, que llevaba entre otras cosas, nitrato de plata y cloruro de mercurio. En unas instrucciones del cuerpo de Regulares Indígenas de la Infantería de Melilla número 2, se decía:
«ANTES DE EFECTUAR EL COITO: 1. Embadurnar el miembro con blenocol./ 2. No efectuar el coito en estado de embriaguez. / 3. No lo repitáis. / 4. Huid de las mujeres que están con el periodo. / 5. Hacer uso del preservativo.
¿QUÉ HACER DESPUÉS DEL COITO?: 1. Orinar con fuerza y abundantemente, interrumpiendo la salida de la orina, dos o tres veces. / 2. Lavar con agua y jabón los órganos genitales. / 3. Exigir una toalla limpia para secaros. / 4. Haced enseguida uso de la pomada blenocol, que os facilitan gratuitamente en el botiquín, cuantas veces la pidáis. / 5. Exige que el practicante de guardia, después de la profilaxis, tome nota en el libro de profilaxis.
Todo el que contraiga una enfermedad venérea sin haber puesto en práctica la profilaxis será sancionado con la pérdida del permiso y arresto de dos meses en el calabozo. Si es sífilis, no se licenciará hasta que se cure (entre cuatro y cinco años)».
La profilaxis era insertarse el medicamento a través de la uretra

El juguetero
que salvaba vidas

La muerte de un niño nunca es algo bueno. Pero la casi muerte de un niño puede servir para mejorar a otros.

Si eres un exitoso fabricante de juguetes y libros, parece que eres inmune a todo. No falta dinero, todos te siguen la corriente, lo tienes todo en la vida. Eso le pasaba a Asmund Laerdal en los años cincuenta del siglo pasado. La fabricación de tarjetas de regalos, muñecas y juguetes de madera lo había encumbrado al éxito, a eso que todo el mundo quiere llegar

Por eso, cuando vio que su hijo Tore, de dos años, se hundía en el mar, el suelo desapareció bajo sus pies. Por suerte pudieron sacarlo del agua, y a fuerza de empujarle en el pecho el niño vivió. Era 1954 y aún no existían métodos de reanimación cardiopulmonar modernos.

La oportunidad espera al que sabe buscarla[136].

En 1958 hubo unas conferencias en Noruega sobre cómo reanimar a personas, a cargo de un doctor que había demostrado que haciendo el boca a boca se podía reanimar a una persona. Este médico, el doctor Safar, se quejó de que para aprender y poder enseñar la técnica, sería necesario disponer de algún tipo de muñeco. Entre el público alguien sabía que Asmund había salvado la vida de su propio hijo y que, experiencia en crear muñecos no le faltaba.

---

136   Nina Tjomsland at al, «Asmund S. Laerdal», en *Resuscitation*. 2002.

El reto no era fácil: un muñeco que pareciera casi muerto, al que se le pudiera obstruir y desobstruir la vía aérea, que fuera fácil de transportar y que pudiera usarse entre diferentes personas de una forma rápida y sin riesgo de contagios. Casi nada.

Laerdal conoció las nuevas técnicas de reanimación y entendió que todo el mundo tendría que saber hacer eso para salvar vidas, como la de su hijo. En unos años consiguió crear un modelo inicial, que por circunstancias de la época, tuvo que ser mujer (creían que si era hombre tendrían muchas dificultades, porque besar hombre en aquella época —y en ésta— no estaba bien visto).

Para la cara usó la máscara de un famoso cadáver de una chica que años atrás, en el siglo XIX, se encontró en el río Sena, en París, y del que muchas historias hablaron, pero del que pocas certezas había. Como no tenía signos de violencia, y nadie la reclamó, se hizo una máscara funeraria que se expuso en algunos lugares de París por si alguien la conocía, y pronto se volvió un icono. Circularon historias románticas sobre si se había suicidado por amor y cosas así. Tal era su expresión de paz y belleza, enigmática, alejada de la sensualidad, que se usó para el futuro maniquí. El maniquí, ya con cara, se llamaba Resusci Anne.

En 1960, Laerdal presentó el maniquí en Estados Unidos, y el éxito fue… escaso. Vendió solamente un maniquí ese año.

En su país natal su suerte fue diferente. Otros dos médicos, Lind y Lund, hicieron una campaña para convencer a la sociedad de que era necesario enseñar reanimación cardiopulmonar en masa a toda la población. Entre varios bancos donaron 650 maniquíes a los colegios, y Noruega se convirtió en la pionera en la enseñanza de la reanimación.

En los años sesenta del siglo pasado se publicó que en una parada cardíaca el riego cerebral podía mantenerse con compresiones torácicas. Laerdal entendió que sus maniquíes tendrían que incorporar eso, y diez años después ya era posible hacerlo en sus maniquíes.

Desde entonces hay maniquíes de niños, incluso de prematuros, que han enseñado reanimación a más de cuatrocientos millones de personas en todo el mundo.

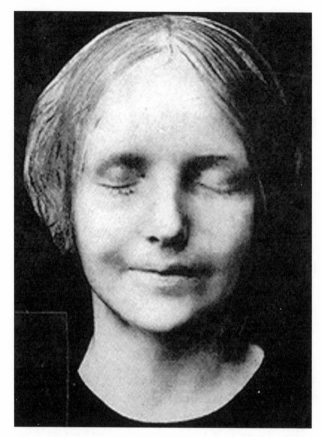

Hoy, Tore Laerdal, aquel niño ahogado, cuyo padre fabricó el muñeco más besado de la historia, y que gracias a él se salvaron millones de vidas, es el presidente de Laerdal, que sólo se dedica a fabricar productos para la enseñanza de la reanimación.

Yo soy uno de esos millones que aprendieron reanimación besando a Anne.

Espero haber salvado alguna vida gracias a ella, ojalá.

El dios con los pies malformados

En la Antigüedad los niños con defectos físicos eran, en general, abandonados a su suerte en el bosque. Esto se ha dicho mucho de los griegos espartanos, pero también se ha hecho en la época romana y en otros lugares de Europa hasta no hace mucho tiempo.

Por eso, que un dios griego como Hefesto[137] aparezca con unos pies deformados en la imagen, unos pies zambos, llama la atención. No es el prototipo de dios al que estamos acostumbrados, lleno de virtudes y perfecciones físicas, como si fuera un futbolista.

Hefesto era el dios griego de la forja y el fuego. Era hijo de Zeus y de Hera, y existen varias versiones de por qué tenía así los pies. En una de ellas, Zeus lo arrojó al nacer del Olimpo y sus pies quedaron deformados por los golpes. Posteriormente, gracias a sus conocimientos en la forja, se construyó una especie de andador para poder caminar[138].

Otra versión dice que Hera lo engendró sin Zeus, por despecho (Zeus era de los que se les conecta el wifi automáticamente en los *nightclub*), y toda la rabia y odio se le transmitió al feto, naciendo un niño con deformidades, ya que como vimos en el capítulo de *Los antojos y las impresiones*, la teoría de las impresiones maternas ha

---

137 Vulcano para los romanos.
138 No penséis que Zeus era así de malo y Hera muy buena. Como se ve en este libro, Hera tenía muy mala leche y era muy de matar a niños.

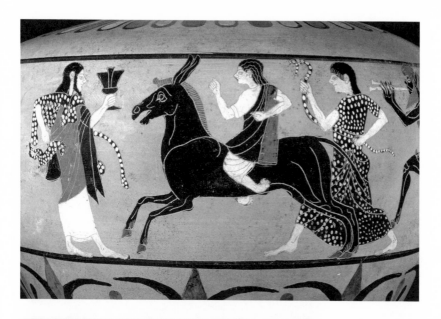

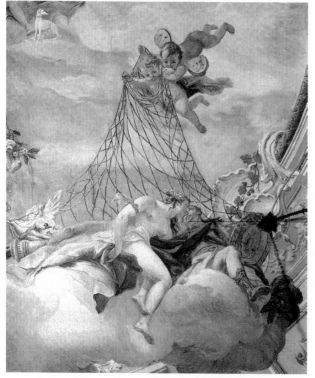

*Arriba, Hefesto,
en el burro, con los
pies malformados.
Llegada de Hefesto
al Olimpo, en la
decoración de una
hydra griega,
c. 525 a.C.*

*Consecuencias de
jugar al aquí te pillo-
aquí te mancillo de
Afrodita y Ares.
Venus y Marte
sorprendidos en
la red, fresco de
Constanino Cedini,
s. XVIII.*

sido muy utilizada en la historia. El caso es que esta vez fue Hera la que lo despeñó por el Olimpo al no soportar a un niño con deformidades, débil y feucho. Los padres del año en cualquier caso.

Pese a esto, Hefesto se casó con la más guapa, Afrodita, pero por conveniencia. Hacían una pareja rara. Él con los pies zambos y ella digna de *Mujeres y hombres y viceversa*. Como tenía problemas físicos, pero no de inteligencia, sospechó que un tal Ares estaba tonteando con su esposa, y les hizo una red metálica que los atraparía si usaban el lecho matrimonial (era un manitas), haciéndolos prisioneros y ante el escarnio de todo el Olimpo.

Si habéis visto el siguiente y famosísimo cuadro, Vulcano (Hefesto), es el segundo por la izquierda, y tiene cara de muy sorprendido (tampoco se le ven los pies). El primero, el que brilla, es Apolo (Helios), y le está contando que Venus (Afrodita) y Marte (Ares) son novios. La noticia de unos cuernos versión mitología griega.

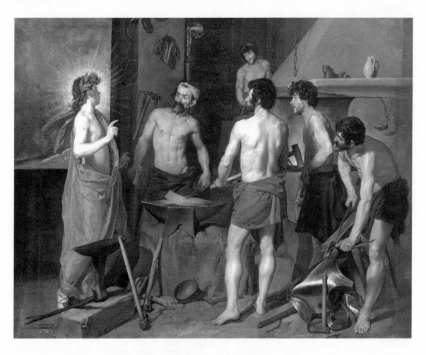

La fragua de Vulcano, *Velázquez, 1630, Museo del Prado.*

Existe un tabú sobre la discapacidad de los niños, y se representa poco en el arte. Los historiadores dicen ahora que es posible que Hefesto fuera cojo por la intoxicación por arsénico y plomo, algo frecuente entre los herreros. Lo que parece claro es que, que fuera así de nacimiento, no se contempla, un dios no podía ser el portador de unos pies malformados.

Es posible que Hefesto tuviera unos pies equinovaros, zambos o *talipes*, algo que de vez en cuando vemos en recién nacidos. El pie está girado hacia dentro y hace muchos años estas personas caminaban apoyando el tobillo (eso es lo que significa *talipes*).

Actualmente, esta deformidad se corrige con el llamado método Ponseti. Ponseti fue un médico español que consiguió una técnica para corregir esta malformación tan limitante para la vida de un niño, aunque en España sea poco conocido. Una verdadera vergüenza.

Esa corrección era distinta de las anteriores, ya que no precisaba cirugía, sino una serie de yesos que se iban cambiando semanalmente, y además, la utilización de unos zapatos ortopédicos (con una barra), corrigiéndose la deformidad. El 90% de los niños tienen buen resultado con el método Ponseti.

Un verdadero artesano, digno de la fragua del mismísimo Vulcano.

Enemas de humo
de tabaco

Introducir medicamentos por el ano cada vez tiene menos predicamento, pero no deja de ser una técnica útil en algunos casos, ya que el recto es una vía de fácil acceso, todo hay que decirlo. A día de hoy, a veces se ponen supositorios para bajar la fiebre o se introducen medicaciones con unas cánulas rectales para controlar las convulsiones en los niños.

Es por esto que hubo un tiempo en el que se reanimaba a las personas (neonatos incluidos) por vía rectal, pero con humo de tabaco. Una fruición.

Se creía que el humo de tabaco producía una irritación a nivel intestinal y esto ayudaba a que el sujeto reviviera[139].

No era una locura. En esa época, se creía que las enfermedades sucedían por una alteración en el balance de cuatro humores: bilis negra, bilis amarilla, flema y sangre[140]. Cada una de ellas asociaba una característica, como frío, calor, humedad, etc. Por tanto, un ahogado que tenía exceso de humedad y frío podía mejorarse con su contrario, la sequedad y el calor que le daba el humo del tabaco.

----

139 Cangliamila, en época del papa Benedicto XIV, lo recomendaba dentro de sus pasos de reanimación neonatal.
140 Piénsalo, aún quedan reminiscencias en nuestro lenguaje: se dice flemático, estar de mal humor, melancolía (bilis negra), etc.

Ahora no cuela, pero esta teoría ha durado más de dos mil años en la medicina. De ahí, por ejemplo, las sangrías, para drenar el exceso de calor.

El dispositivo consistía en un tubo, a veces con un fuelle, por el que se introducía el humo en el recto. También solían llevar otros tubos para meter el humo por la boca, ya que se conseguía similar efecto por esa vía, pero no era tan efectivo como si se introducía por el ano. Dónde va a parar.

No hay constancia de que se usaran antisépticos entre un paciente y otro, más que nada porque no se conocía que era la asepsia ni la antisepsia.

El caso más antiguo documentado de reanimación a través de la inserción de humo rectal sucedió en 1746[141]. Una señora que se había ahogado revivió milagrosamente después de que su marido (al menos era su marido) le introdujera humo con una pipeta por el recto. Suena a excusa para salir del paso.

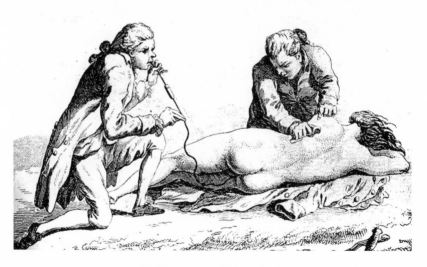

Administración rectal de humo de tabaco para reanimar a una persona.

---

141 Lawrence Ghislaine, «Tools of the Trade: Tobacco Smoke Enemas», en *The Lancet*. 2002.

Tal fue el éxito que, a lo largo del río Támesis, una sociedad filantrópica londinense puso varios de estos *kits* para auxiliar a los ahogados. Eran como los desfibriladores semiautomáticos de ahora, pero con menos glamur (eso sí, todo el mundo sabe usar esa vía, no se necesita preparación, algunos se pasan el día usándola con los demás).

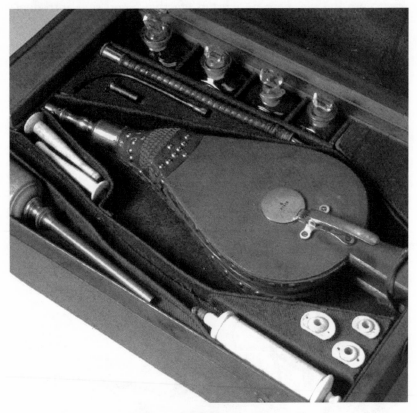

Kit de resucitación de 1774, fabricado por Evans&Co. de Londres.

Se daba una recompensa económica al que lo consiguiese, ya que el problema de los ahogados era algo que preocupaba a las autoridades. La lástima es que no se calentaba a los ahogados y solamente se intentaba estimular la respiración si el enema de humo de tabaco no era efectivo. Un goce.

Pero como pasa con las cosas que tienen éxito, como el aloe vera o la quinoa, se usaron para todo, desde la cura del cólera a la fiebre tifoidea, pasando por las hernias. En los casos de cólera (que es una enfermedad infecciosa que provoca una diarrea que puede ser mortal) existía un problema añadido: la persona que soplaba el humo podía, accidentalmente, aspirar parte del contenido acuoso por la pipeta y contagiarse. La medicina nunca estuvo exenta de riesgos. En 1811 Brodie descubrió que la nicotina era tóxica para el corazón, y empezó el declive en el uso de enemas rectales de tabaco.

Qué bárbaros eran en esa época, usando enemas de humo de tabaco. Ahora que la ciencia ha avanzado y sabemos que no sirve para reanimar y produce cáncer entre otras cosas, nos lo metemos por la boca, directamente al tubo digestivo y los pulmones. No sé cuál de las dos sociedades es más avanzada, la verdad[142].

Recordad que hasta 1958 y tras la participación de un juguetero, las maniobras de reanimación no incluían el boca a boca[143].

No sólo se ha usado el humo de tabaco vía rectal para reanimar a los niños, sino que otros autores de tratados para asistir los partos recomendaban hacer enemas con vino o incluso echarles brandy o güisqui en la boca a los recién nacidos para que recobraran el aliento, y esto hasta casi el siglo xx. Mano de santo.

Actualmente, la vía rectal también se puede usar para rehidratar o dar medicamentos a una persona si no se tiene otra opción. Esta técnica se llama proctoclisis; o también para realizar algo que parece que es el futuro en muchas enfermedades: el trasplante de heces.

¿Cuántas cosas estaremos haciendo que dentro de un tiempo serán igual de raras?

También se usaron enemas de humo de tabaco para tratar el estreñimiento y otras cosas en los caballos. Compartimos todo con nuestros animales. Como ahora, que algunos perros van en carricoche, escuchan música y tienen *coach*. Les damos lo que tenemos.

---

142 Creo que sólo nos lo metemos por la boca, pero no pondría la mano en el fuego.
143 Me vean el capítulo *El juguetero que salvaba vidas*.

Sopa de piojos
para la ictericia

La ictericia, ese signo tan inespecífico a veces, tan poco importante en muchas ocasiones, y en otras, signo de problemas graves, tiene diferentes tratamientos. Además de curar la enfermedad de fondo (si la hay), se trata de bajar las cifras de bilirrubina, que es la sustancia que produce el color amarillento de piel y mucosas.

Si sois padres seguro que os suena porque a algún conocido le han puesto las luces (niño), lo quitan del alcohol (bebedores), tiene una hepatitis (cualquier edad), o por desgracia tiene un tumor (en muchos tumores de vías biliares el pronóstico sigue siendo malo).

Lo que es menos conocido es que en determinadas regiones de España, se usó un remedio bastante ecológico y *earth-friendly*. Comerse los piojos para solucionar la ictericia[144].

Yo veía un anuncio de televisión en el que despiojaban a los niños cinco minutos antes de la cena y pensaba, «menuda guarra, se pone a despiojar cinco minutos antes de la cena, no tendrá otro momento la tía». Y qué equivocado estaba, pues lo que no decía es que era para comérselos con todas las vitaminas, cual krill come una ballena. Probablemente su familia es de fenotipo *Simpson* y están todos afectos de ictericia, o a partir de ahora, tiricia.

---

144 José Ramón Vallejo et al, «The Use of the Head Louse as a Remedy for Jaundice in Spanish Folk Medicine: an Overview», en *Journal Ethnobiology and Ethnomedicine*. 2013.

Y es que en la medicina popular[145], la tiricia se debe a exaltaciones del ánimo y a la envidia (Marca España) y se cura con medicina natural, con ciertas hierbas que activan el hígado, aspirando las semillas de los pepinillos en vinagre por la nariz (creedme, os lo juro) o con medicina mágica, por un mecanismo de transferencia, en el que el mal se pasa del enfermo a una persona o cosa (a veces no es fácil distinguir ciertas personas de las cosas, ojo). Algunas personas usan la mirada u oraciones a Jesús para curarla. Por ejemplo:

Padre eterno /cuando al mundo viniste,

a ruego de *(nombre del enfermo)* / quita la tiricia donde la pusiste.

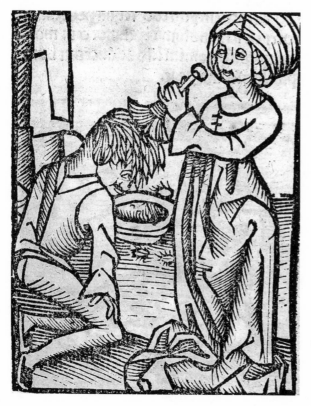

Grabado que muestra a un hombre siendo despiojado; se pueden ver tres piojos alrededor del tazón. Ilustración del libro Hortus Sanitatis, *1497.*

---

145 Ingrid Kuschick, *Medicina popular en España.* Ed Siglo XXI.1995.

Otra forma de transferencia es pasarle la tiricia a los piojos. Pobrecicos. En ciertas zonas de España se les daba a comer a los pacientes durante varios días. Pero vivos. En teoría, esos animales irían hacia el hígado y se comerían la tiricia. Al final, la del anuncio llevaba razón: piojos de cena, recién recolectados.

Algunas fuentes refieren que deben darse piojos, pero nueve, durante nueve días, y de forma que el paciente no lo sepa. Otra vez el número nueve[146]. De todas formas en otras referencias el número varía de tres a dieciséis.

Lo que no es obligatorio, pero sí muy recomendable, es darlos mezclados con chocolate, y en algunas regiones como el País Vasco (junto a Navarra, Galicia y Extremadura, las regiones donde más se usó), además se recomendaba beber el agua donde éstos se habían cocido.

Aunque suene raro, esto también se hacía fuera de España. Las explicaciones etnomédicas atribuyen a los piojos la posibilidad de drenar la bilis colérica, mediante la mordedura (según la teoría humoral) o bien, podían ser capaces de comerse una especie de tela de araña que era la causante del mal en las vías biliares, o irritar el duodeno adelgazándolo y mejorando el flujo biliar a él. Una CPRE[147] natural, y por tanto, mejor que todo.

---

146   También el nueve es importante para curar la tosferina, y está en la base de las novenas de los católicos. Tras nueve días de la Ascensión, llegó el Espíritu Santo.
147   CPRE (colangiopancreatografía retrógrada endoscópica), es un procedimiento para examinar las vías biliares y se realiza a través de un endoscopio. Las vías biliares son los conductos que llevan la bilis desde el hígado hasta la vesícula y el intestino delgado. La CPRE se usa para tratar cálculos, tumores o áreas estrechas de las vías biliares.

Amapolas, meconio
y morfina

El papiro de Ebers es un texto encontrado en una momia egipcia cerca de Tebas, en el que se exponen centenares de remedios para afecciones comunes hacia el 1500 antes de Cristo, o incluso más antiguas[148].

Como buen texto médico, está escrito de forma ininteligible, aunque en este caso es porque está manuscrito en hierático, un tipo simplificado de jeroglífico. El papiro en sí, que es uno de los tratados de medicina más antiguos que existen, mide 20 metros de largo. Ebers, que no fue el que realmente lo encontró, pero sí el que lo compró y estudió, creía que era realmente el tomo número 40 de los 42 libros de conocimiento humano al alcance de los sacerdotes egipcios de Thot.

En él hay muchos remedios curiosos, incluidos remedios para la mordedura de cocodrilo o medios para evitar el embarazo, pero del que vamos a hablar es del uso de opio para calmar el dolor de la erupción dentaria de los niños, y también para calmar a esos niños que son llorones. Mano de santo.

En el papiro de Ebers se recomendaba dar a esos niños una mezcla de opio con excremento de moscas, y casi de inmediato el niño dejaba de llorar. Y al menos los padres se entretenían recogiendo

---

148 Escrito en época de Amenhotep I y descubierto entre los restos de una momia en la tumba de Assasif, en Luxor, por Edwin Smith en 1862.

el excremento de las moscas, que ya sabemos que el acto ritual favorece la curación.

El opio («jugo») es supernatural, y por tanto bueno, y se extrae de una variedad de amapola, la adormidera (*Papaver somniferum*, no confundir con la amapola normal, *Papaver rhoeas*, que sois mucho de confundir vosotros). Del opio se extrae la morfina, y de ésta, la heroína.

Esto, que parece un poco exagerado (dar morfina para los dientes y los niños llorones) se ha hecho a lo largo de toda la historia, también, por ejemplo, para el tratamiento de la tos.

Una de las columnas del papiro de Ebers (c. 1500 a.C)... letra de médico, sin duda.

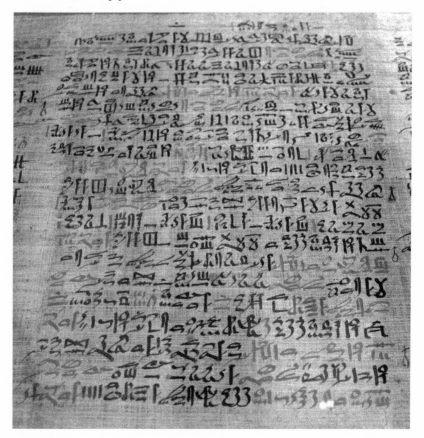

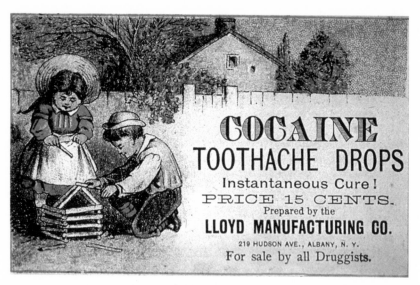

Anuncio de medicamento a base de cocaína para el dolor dental del s. XIX.

Pero ¿también para los dientes y el cólico del lactante? Suponiendo que los dientes duelan al salir, que para mí es bastante dudoso por no decir que es una gran mentira (al igual que los gases, por ejemplo), es cierto que hay una gran presión comercial y por lo tanto social para dar medicamentos y quitar todo síntoma que el niño tenga. Así, se busca un cabeza de turco: los dientes como culpables de todo (la fiebre, la diarrea, el llanto, que Alonso quede siempre séptimo…). Tienen las de perder, porque durante los años que salen, siempre se les puede culpabilizar.

A finales del siglo XIX se vendían gotas de cocaína para el dolor dental, que también dejaba relajados a los niños, y también soluciones que contenían opio y alcohol (46 %) para calmar a los recién nacidos. Calmarlos bien calmados.

Bien, pero en el siglo XX, con la medicina científica esto ya no se haría, ¿verdad? No, llevamos cientos de años drogando a los niños. El jarabe de la señorita Winslow tuvo una popularidad tremenda y estaba avalado por organizaciones médicas como remedio para el dolor de la dentición de los niños (y dale con el dolor), hasta que fue retirado en los años cuarenta. Estaba compuesto entre otras cosas por morfina. Mano de santo, al que en muchos casos los niños pudieron dar la mano de verdad en unas horas.

Actualmente, muchos padres usan medicamentos para esto, la mayoría los desconocemos porque nunca lo confesarían. Algunos, como los carminativos y ciertos productos homeopáticos, llevan belladona, que es analgésico, antiespasmódico, pero también puede provocar alucinaciones, taquicardia, convulsiones y coma. Con decir que la usaban las brujas….

Quizás mejorar la técnica de alimentación sería el mejor remedio para los gases (si es que existen), mejorando el cólico (si es que alguien demuestra alguna vez que los gases tienen la más mínima relación con el cólico).

Por cierto, las primeras deposiciones de los niños, el meconio, tiene un significado que seguro que no conocéis. Meconio además significa el jugo que se extrae de la adormidera, es decir, del que se extrae el opio. Al parecer el origen común se debe a que el jugo que se extrae de la adormidera tiene un aspecto muy parecido al meconio de los niños.

La verdad
de las luces rojas
para el sarampión

Me acuerdo perfectamente de cuando pasé el sarampión. En mi época se pasaba, y creo que empezará a pasarse otra vez (si nos quitan la vacuna, más pronto que tarde, o si sigue la moda de no vacunar a los niños por esnobismo).

Mi madre iba a vestirme y se sorprendió de que tuviera fiebre y unas manchas rojas por todo el cuerpo. Lo siguiente que recuerdo es que vino un señor muy serio y muy puesto, que debía ser el médico, porque me miró la garganta con un palo de madera y me dobló el cuello. Ahora sé que me estaba mirando los signos meníngeos, pero en aquel momento sólo sé que con lo que me dolía la cabeza ese señor me estaba dejando peor. Lo siguiente que me viene a la memoria es que en la lámpara del techo pusieron una toalla roja, y en la de la mesita, otra, de forma que la habitación se transformó en una especie de barrio Rojo de Ámsterdam, por las luces y las camas, claro.

Desde hace tiempo vengo buscando la raíz de la luz roja en el sarampión, y no me he conformado con las explicaciones rápidas que he encontrado. Por qué en el sarampión y no en otras enfermedades. He leído y me han dicho de forma categórica que era por la fotofobia (malestar ante la luz) que hay en el sarampión. Vale, es cierto. Pero también la hay en cientos de enfermedades y no se ponen luces rojas.

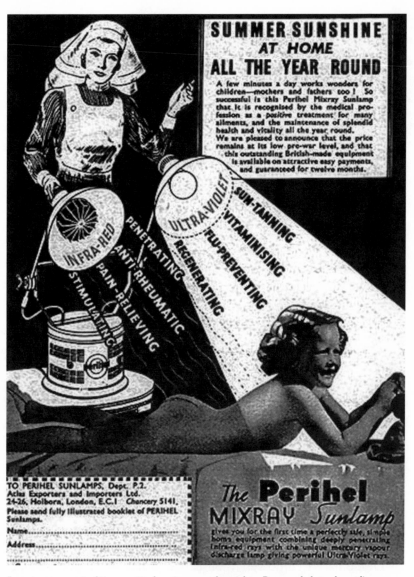

Lo mejor para que tus hijos no se pierdan ni un rayo ultravioleta. Recomendado por los médicos.

Para encontrar la respuesta a este misterio hay que explicar un poco la historia de la luz y para qué la usamos los pediatras.

Si hay una cosa a la que cualquier pediatra se enfrenta, es a un niño con coloración amarilla de la piel, la mayoría de las veces debida a acumulación de bilirrubina o ictericia. No es propósito de este libro hacer un repaso de la ictericia, de los tipos ni de las causas, ya que hay libros muy buenos donde se explica; la extensión puede ser enorme (también está la Wikipedia). Lo que toda la población general sabe, por lo común, es que si ingresan al bebé es para ponerle las luces o en los casos más malos, para cambiarle la sangre. Y de esas luces, las que emanan de las lámparas de fototerapia y otras, son de las que voy a hablar, porque aunque parezca evidente, la utilización de la luz como tratamiento de evidente no tiene nada, es fruto, como muchas genialidades, de la casualidad.

De forma estricta, la fototerapia es una terapia con radiación visible entre 400-760 nm, pero también se entiende con otras radiaciones, como la ultravioleta o la infrarroja.

La fototerapia en la Antigüedad era difícil de dar, porque solamente existía la luz solar, el fuego y los organismos luminiscentes (tipo luciérnaga: «Señora, hay que ingresar a su hijo para ponerle las luciérnagas»). La conexión entre la luz solar y la salud está reflejada desde el inicio de la escritura. Los griegos y romanos de la Antigüedad se daban baños de sol para mantenerse saludables, y es que la luz solar puede mejorar determinadas enfermedades, como por ejemplo el raquitismo y algunas infecciones.

Pese a que en la China imperial también se usaba la luz del sol con fines curativos, fue en 1877 cuando Downes y Blunt demostraron que el componente ultravioleta era letal para algunas bacterias y desde entonces se ha usado para ese fin.

Finsen, premio Nobel, extendió el uso de la fototerapia para el tratamiento de la tuberculosis cutánea, pulmonar y el raquitismo (véanse esos sanatorios tuberculosos en las montañas). Sí, es una genialidad porque no tenían antibióticos. Que os lo tengo que decir todo.

Con la progresiva introducción de los antibacterianos, la fototerapia se siguió usando para prevenir el raquitismo y para mejorar la salud en general, administrándose en algunas comunidades de forma masiva a los niños. Poco a poco, con la mejoría en las condiciones de vida, y con el reconocimiento de que la luz ultravioleta puede causar cáncer de piel, dejó de usarse (aún se usa la luz ultravioleta en algunos tipos de enfermedades dermatológicas).

¿Y lo del sarampión? Aún debéis esperar.

Desde Finsen hasta los años cincuenta surgieron multitud de personas que afirmaban tener luces que curaban casi de todo, en el espectro visible. Por ejemplo, John Harvey Kellog (el de la compañía de cereales Kellog's, de verdad) inventó además de los Cornflakes, un dispositivo de fototerapia con espectro visible que servía para muchas cosas por lo visto. También inventó métodos cruentos para evitar la masturbación. Pensaos lo de los cereales muchachos, este hombre estaba bastante zumbado[149].

Ghadiali inventó el espectocromo, que curaba de todo, hasta tal punto que recomendaba a los diabéticos comprar su aparato y dejar la insulina. Sí, habéis leído bien. Aún tiene seguidores en Internet, por cierto. Actualmente hay una moda mezcla de medicina china y tratamiento con luces de colores llamada colorpuntura, en la que se aplican diferentes tipos de luces en diferentes puntos de la acupuntura para obtener beneficios. Algunas son luces LED y otras luces normales con un filtro de colores. Creo que no hace falta hablar sobre su poder curativo.

En todo caso, estos charlatanes del espectro de luz visible son una simple anécdota. La única utilidad médica de la fototerapia en el espectro de la luz visible es la fototerapia neonatal.

Cremer, en 1958, introdujo la fototerapia neonatal y tras los trabajos de Lucey en la década siguiente, se generalizó a nivel mundial[150]. Su descubrimiento tuvo mucho, sino todo, de suerte. La enfermera J. Ward se dio cuenta de que los niños con ictericia expuestos a la luz de forma casual mejoraban, mientras que aquéllos que no lo estaban continuaban amarillos. Además, se observó que una muestra de sangre de un paciente con ictericia se volvía menos amarillenta si se ponía a la luz. Así, se comprobó que la luz del sol,

---

149 Si no, juzgad vosotros viendo la película *El balneario de Battle Crick*, que es sobre su vida.

150 Antony F. McDonagh, «Phototherapy: From the Ancient Egypt to the New Millenium», en *Journal of Perinatology*. 2001.

y posteriormente la luz azul, degradaba la bilirrubina y se creyó que en los niños hacía lo mismo[151].

Bueno, después de esto, al sarampión. En la época de Finsen, un tal Chatiniere describió varios casos de niños a los que se les puso una luz roja para tratar el sarampión. Era 1899. Como todos sabéis, el virus del sarampión se aisló en Boston en 1954, bastante después. Pues este sujeto, al amparo del auge de la fototerapia, dijo que con sólo seis horas de exposición a luz roja, el eritema que tenían los niños desaparecía. Ponía unas cortinas rojas y una lámpara roja cerca de la cama. Su teoría era que el eritema lo creaba la luz ultravioleta pero no la luz roja de la luz visible. Él mismo decía que las zonas más afectadas eran las expuestas al sol, y que los resultados eran espectaculares, de tal forma que pronto se hizo un tratamiento muy extendido y aceptado.

Finsen, pese a todo creyó también en esto, llegando a crearse *red-rooms* en varios hospitales para el tratamiento de la viruela[152]. No confundir con el *redrum* de *El resplandor*.

Pues nada, ya me he quedado contento. Se debe al doctor Chatiniere. Y mis padres que eran sus seguidores. Con razón siempre había Kellog's para desayunar…

---

151 Hoy se sabe que esa reacción es solamente una pequeña parte de las cosas que pasan, y no la más importante. Lo más importante es un cambio que se produce en la molécula de la bilirrubina, consiguiendo que sea menos tóxica y se elimine más fácilmente.
152 Niels R. Finsen. «The Red Light Treatment of Small-Pox», en *British Medical Journal*, 1895.

¿El muguet puede matar?

El muguet o candidiasis orofaríngea, son esas manchitas blancas que les salen a los niños en la lengua y por dentro de la boca. Es una afección frecuente en los recién nacidos y en los lactantes pequeños. Incluso puede verse en edades posteriores. Lo produce un hongo llamado Cándida, la mayoría *Candida albicans,* que es un individuo que está en nuestra piel, en nuestro tubo digestivo y también suele colonizar la vagina.

Como todos los hongos, ataca de forma grave al que puede, no al que quiere. Es decir, las infecciones por hongos graves son frecuentes en personas con cierta predisposición, como los recién nacidos prematuros, los ancianos, los inmunodeprimidos, o bien ser secundario al uso de antibióticos o corticoides.

En la gran mayoría de lactantes, Cándida está asociada a la dermatitis del pañal y al muguet. Si quieres comprobar si es leche adherida o una placa de hongos basta con intentar desprenderlas: si lo consigues y sangra o queda muy enrojecido, una Cándida está presente. Con un gel de un medicamento llamado nistatina, que le mandará su pediatra, evolucionan muy bien en pocos días.

¿Entonces el título?

Pues es que la historia de esta enfermedad no es tan inocua como la mayoría cree. Las enfermedades y sus tratamientos evolucionan con el tiempo y ahora parece raro decir esto. Es una historia de Nueva York y de cucarachas. Ya veréis.

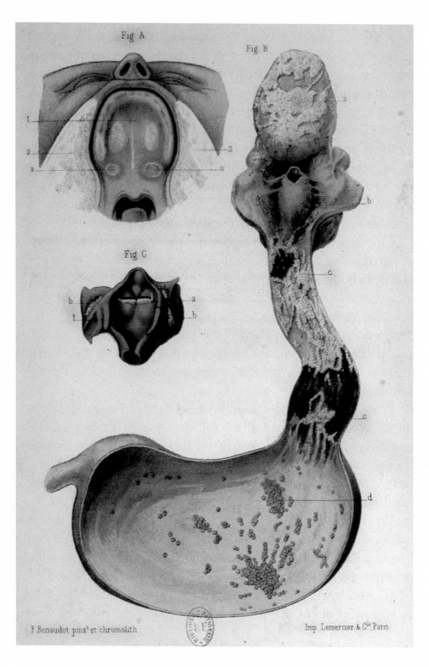

Candidiasis invasiva afectando a todo el tubo digestivo.
Lámina del doctor Joseph-Marie-Jules Parrot de su obra Clinique des nouveau-nés, *1877.*

Antes de conocerse la existencia de microorganismos como causantes de las enfermedades, la candidiasis cutánea era una plaga en los hospitales públicos y orfanatos del siglo XIX, frecuentemente abarrotados y con escasas medidas higiénicas. Esto, unido a la escasa promoción de la lactancia materna y la malnutrición, hacía que los niños ingresados que no tomaban leche materna fueran víctimas de la candidiasis oral, que podía tener un curso fatal.

Sí, aunque ahora parezca mentira. Esto fue uno de los motivos iniciales para que los hospitales pediátricos no tuvieran éxito. El primer germen descubierto como causante de una enfermedad infecciosa fue, precisamente, la *Candida albicans*.

El muguet[153] infantil está descrito ya desde la época clásica, y se han dado muchas explicaciones, como que era causa de mala leche de la nodriza o leche mal digerida que el propio bebé regurgitaba. El echarle la culpa a la leche fue uno de los argumentos más recurrentes.

En el siglo XVIII en París, los lugares de recogida de los niños más pobres o abandonados tenían una mortalidad de más del 70 % al año, y de cada diez que tenían muguet, nueve fallecían. Piénsalo, sólo un muguet.

Pronto se comprobó que en los casos fatales, las manchas blanquecinas no se limitaban a la boca, sino que en la autopsia se extendían por todo el tubo digestivo. Cuando un niño tenía muguet, las nodrizas dejaban de darle el pecho por miedo a contaminarse y se les daba lactancia artificial (de la de aquella época), con lo que se explicaba la altísima mortalidad.

En cuanto al tratamiento, se ha intentado de todo. En regiones del levante español, se ha usado el aceite de freír cucarachas como remedio para el muguet, no sé si con algún resultado[154].Resultado positivo, me refiero.

Históricamente se han realizado todo tipo de lavados, incluso retirar las placas a lo bruto, con lo que el niño creo que dejaba

---

153 Se llama muguet porque se parece a una planta con flores blancas, el muguet o lirio de los valles.
154 Gil Barberá, *Medicina valenciana mágica y popular*. Editorial Carena. 1997.

de comer para siempre. La mayoría de veces se usaba ácido bórico, bicarbonato, miel, etc., con resultados desiguales.

Elisabeth Hazen y Rachel Brown, investigadoras neoyorquinas, encontraron una sustancia que se demostró efectiva contra la *Candida albicans*, y por tanto, contra el muguet. Era el año 1950. Hace nada.

Posteriormente a esa sustancia, desarrollada en el estado de Nueva York, se le puso un nombre: NYSTATE-in, («de *New York State*»), y de ahí nystatin, y ahora nuestra nistatina[155].

No te asustes. El muguet es actualmente algo banal. Pero no es una casualidad, sino una mejoría de las condiciones sanitarias, el fomento de la lactancia materna y la generosidad de dos mujeres investigadoras.

---

155 Realmente la llamaron fungidina, pero luego vieron que ese nombre ya estaba registrado y lo cambiaron por nistatina.

Difteria, homeopatía
y caballos

La difteria es una enfermedad bastante antigua. Actualmente, debido a que la vacuna es muy efectiva, casi había desaparecido de la Europa Occidental. Casi, porque en España volvemos a tener casos, en parte debido a la inconsciencia, esnobismo e irresponsabilidad de padres no vacunadores *ecoguais*. La vacuna no es una opción de los padres, es un derecho del niño. Al menos las vacunas de demostrada eficacia, como la de la difteria. Como decía el sabio, las vacunas mueren de éxito.

Difteria viene del griego y significa «membrana» y es que se forman unas falsas membranas que obstruyen la garganta del niño hasta su muerte. La bacteria crea una toxina desde la puerta de entrada que afecta además a otros órganos del cuerpo. Tiene una elevada mortalidad y es bastante contagiosa. En España, que somos como somos, siempre se ha llamado «el garrotillo», en alusión a la técnica de asfixia llamada garrote vil que era una forma de justicia hasta hace poco, en la que se iba asfixiando por compresión en el cuello.

De vueltas a los tratamientos que no demostraron eficacia, se publicaron hasta libros sobre tratamiento homeopático de la difteria[156]. En ellos se usaba acónita, una planta altamente tóxica para tratar el dolor. Lo que no sé es si era diluida. También apareció un

---

156 Snelling, *The Homeopahtic Treatment of Diphtheria*. 1861.

nuevo método, aplicar frío y calor, para curar la difteria[157]. Como las lesiones deportivas, que es difícil saber si uno se pone frío o calor, nunca acierta (mejor Réflex, que ante una lesión te aconseja que sigas al mismo ritmo, hasta el desgarro profundo).

Otros tratamientos usados de forma desesperada fueron la intubación y la traqueotomía, con desastrosos resultados, debido a la técnica de la época, aunque algún caso salió bien, todo hay que decirlo. La otra opción era la muerte del niño.

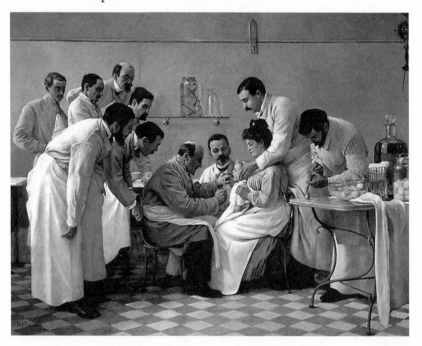

La intubación *(1904). cuadro de George Chicotot.*

Menos mal que aparecieron los caballos y nos ayudaron. Como se ve en el siguiente cuadro, mientras los médicos le abren la vía aérea al niño, el que está detrás le va preparando el suero antidiftérico. Es 1904 y ya se había descubierto el remedio para curar la

---

157   Virgil Blanchard, *A New Mode of Treating Disease by the Application of Heat and Cold over the Ganglionic centres of the Sympathetic Nervous System.* 1864.

difteria. Era historia de la medicina, hasta que hace poco lo hemos tenido que pedir urgente a Rusia, que allí siguen teniendo difteria[158].

A finales del siglo XIX se descubrió que la bacteria de la difteria producía una toxina, la exotoxina, y que ésa era la verdadera causante de la enfermedad. Entonces inocularon la toxina de la difteria a animales (qué malos son los científicos usando animales), a bajas dosis, y vieron que de alguna forma el suero de los animales tenía defensas contra la difteria, una antitoxina (anticuerpos), que si se administraba a los enfermos (humanos), los podía curar. Von Behring recibió el Nobel por esto. Todo muy alopático. Pero efectivo. La vacuna vendría bastante después.

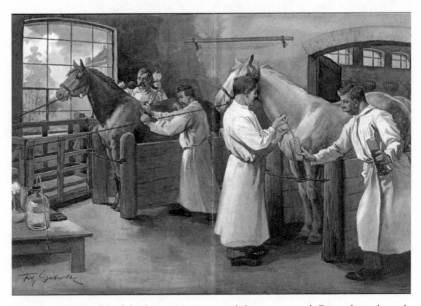

Aquí se ve a unos vendidos de las farmacéuticas extrayendo la sangre a un caballo para luego obtener la antitoxina diftérica.

---

158 «Sanidad consigue en Rusia el tratamiento para el niño con difteria». En diario *ABC*, 2 de junio de 2015. A raíz del desgraciado caso español, en muchos foros de antivacunas se ha dicho posteriormente que la difteria es una simple amigdalitis y que el tratamiento es un antibiótico convencional, y que lo que sucedió en el desgraciado caso del niño que falleció es que el suero antidiftérico fue un envenenamiento. Cuánta ignorancia, a día de hoy.

Como necesitaban grandes cantidades de suero para tener los anticuerpos, se probaron varios animales, siendo el caballo el que mejor rendimiento daba. Así, mantenían a los caballos como fuente de la toxina antidiftérica.

Si sirve de consuelo, en EE.UU. el último caso fue en 2003 y no tienen ya granjas de caballos productoras de antitoxina.

En su época se calculó que en Francia se necesitaban 160 caballos para mantener a los 36 000 niños franceses que enfermaban de difteria. Gaston Ramon, el veterinario encargado de mantener los caballos en París, descubre que la toxina diftérica, con el calor, pierde parte de su virulencia, se vuelve segura, pero inmuniza igual: el toxoide. Primer paso para descubrir la vacuna.

¿Dejamos de usarla?

Matar a un mono
para salvar a un niño

Hay recuerdos que es posible que no sean más reales que la imaginación, y realidades que fueron quizá distintas según quién las viviera. Es el día a día en casi cualquier tema.

El caso es que cuando era pequeño me atacó un mono, yendo yo por la calle (una calle de un pueblo de Jaén, que ya es raro), o al menos eso es lo que mis circuitos neuronales tienden a decirme. Si es un falso recuerdo, fue un sueño o sucedió de verdad, importa poco. Probablemente el pobre mono sólo estaba jugando, se lanzó a mí y me tiró al suelo. No me mordió ni abusó de mí (creo). Ya hay que ser raro para ir con un mono por ahí. En Jaén.

Hace poco un gorila, en Estados Unidos, fue abatido para salvar la vida de un niño de cuatro años que había caído en su recinto del zoo. Y se generó una polémica estéril sobre si se hizo bien en matar al gorila o no. Creo que mi opinión se ejemplifica con la siguiente historia. Quizás es real, o no, júzgalo tú, y piensa si se hizo bien.

Cuando una niña nació, tres semanas antes de su fecha de parto prevista, empezó a estar muy quieta, a no comer, y a ponerse azul, y su madre supo que algo malo estaba pasando. Tenía dos hijos más y eso nunca les había ocurrido. El embarazo había sido normal, y el parto transcurrió sin complicaciones. Los doctores trasladaron al bebé al hospital del estado, y en sus caras se reflejaba gran preocupación. Pronto supo que lo que le pasaba a su hija

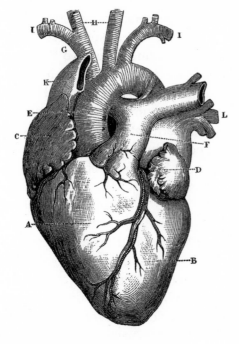

era que el corazón tenía una malformación muy grave, de las que acaban con la vida de un niño salvo un milagro. La parte izquierda del corazón y la aorta estaban muy poco formadas, y la sangre que debía llegar a todo el cuerpo, no lo estaba haciendo. El milagro, pese a ser ya 1984, era probablemente la única salida. Las opciones pasaban por un trasplante de corazón, que nunca había funcionado en un recién nacido y no había donante, dejarla morir o realizar una técnica que hacia un cirujano llamado Norwood, con alta mortalidad y que era paliativa.

También cabía intentar una locura, trasplantarle el corazón de un mono.

Esto es lo que se le propuso con cinco días de vida. Tras un día de deliberación, los padres aceptaron el trasplante de mono, que se realizó en Loma Linda (California) a los doce días de vida.

La niña se llamó Baby Fae (un pseudónimo, realmente era Stephanie Fae Beauclair) y el cirujano que le ofreció esa alternativa era el doctor Bailey.

Se seleccionó entre siete mandriles aquel que inmunológicamente era más compatible, de siete meses de edad. A la prensa se le dijo que el corazón era el de un niño de dos meses. Mal comienzo.

Y el milagro se obró. Al tercer día de la operación la niña ya no necesitaba de una máquina para respirar, y el corazón de un mono latía en su pecho. Pero tras el éxito internacional, llegaron los problemas.

A las dos semanas empezó a tener síntomas de rechazo del órgano, y ya fuera por eso o por la medicación inmunosupresora, sus riñones dejaron de funcionar. A las tres semanas falleció[159]. La polémica fue muy importante, y la teoría de que el sistema inmunológico inmaduro de la niña y la ciclosporina lograrían la tolerancia quedó en duda. Además, se cuestionó la información y alternativas dadas a la madre (se supo posteriormente que eran padres separados) y la ética detrás del uso de órganos de animales en humanos. Tampoco ayudó que dijeran que no había problemas cuando la niña estaba en diálisis.

Los trasplantes de corazón de mono a humanos ya se habían intentado antes. De hecho, el primer trasplante a un humano fue con un corazón de un mono. En 1964 Hardy trasplantó el corazón de un babuino a un hombre que no tenía otra solución posible en Misisipi, y el resultado no fue bueno (latió durante noventa minutos). Yacoub en 1975 y Barnard, en 1977, también lo intentaron con corazones de mandriles, con 3 días de vida como mayor éxito. Fue el propio Bailey, que era un pionero en trasplantes entre animales, el primero en comunicar casos de trasplante de corazón con éxito en reciben nacidos[160]. El primero de ellos, Baby Moses, ya tiene más de 30 años, y el cirujano dice que fue Baby Fae la que permitió que esto sucediera.

El caso despertó muchas cuestiones éticas, sobre si los padres estaban correctamente informados o si se debía haber esperado a un corazón humano. Además, la madre no tenía seguro médico y no podría afrontar el intento de trasplante de corazón, aunque este trasplante de mono se le ofreció gratis. El consentimiento informado se cambió tras la firma y después se reveló que el padre no estuvo presente en la toma de la decisión.

---

159 «El corazón de mono de la niña Baby Fae dejó de latir». Diario *El País*, 17 de noviembre de 1984.
160 L.L. Bayley et al, «Cardiac Allotransplantation in Newborns as Therapy for Hypoplastic Left Heart Syndrome», en *The New England Journal Medicine*. 1986.

Tosferina: beber orina, pasar debajo de un burro...

Esta mañana, mientras hacía cola en una tienda, escuchaba una conversación de un grupo de cinco personas, de no menos de 60 años, hablando sobre la tosferina. Caí una vez más admirado ante el siguiente silogismo que formulaban: si nunca lo hemos escuchado, eso es que son cosas modernas que se han inventado. Nadie había oído de ningún niño que hubiera tenido eso. Sí faringitis, pulmonías y otitis, pero eso no. Incluso uno decía que había escuchado en la tele que en España había algún nuevo caso de tuberculosis, siendo cuestionado por el resto, debía haberlo escuchado mal. Este razonamiento es muy común sobre la medicina: si nunca lo has oído, probablemente sea mentira.

Pasa incluso entre los médicos, que se sorprenden de que haya otra especialidad además de la suya. Porque, pensar que otras personas se dedican toda su vida a estudiar a los enfermos y las enfermedades y quizás sí las conocen, pues como que cuesta. Acabaron concluyendo que lo de la vacuna es una cosa de laboratorios y demás. En fin. Sonó «autismo» y todo[161].

Hace unas cuantas guardias, una madre, después de preguntarme por la vacuna de la meningitis, me preguntó por la de la tosferina en embarazadas; estaba desesperada por su hijo recién nacido.

---

161 Existe el llamado efecto Dunning-Kruger, por el que las personas, cuanto menos preparadas o hábiles son, más creen que lo están respecto a los demás, y al revés, los mejor preparados tienden a subestimarse a sí mismos respecto a los demás.

Decía que cómo era posible que la medicina no supiera nada del tema. Mejor dicho, parecía que la culpa de eso no era de Osler, Sydenham o Paracelso. Era mía. Ni sabía que se pone de rutina la vacuna a todos los niños españoles, antes de que se haya empezado a poner a las embarazadas. El miedo había podido con ella (además ella la había pasado de pequeña).

Es probable que la tosferina no se reconozca porque tiene otros muchos nombres, como tos coqueluchoide, *pertussis*, tos de los cien días, tos chifladora, etc.

Pero ¿por qué se llama tosferina? Parece que viene de «tos de fiera», ya que los niños hacen unos ruidos que pueden asemejarse a los de un animal. Los americanos y los americanizados la llaman *pertussis*, que significa «tos intensa». Coqueluchoide, que parece una marca de Decathlon, es de etimología más incierta. Algunos dicen que deriva del gallo (*coq*), ya que los niños hacen un gallo inspiratorio en los accesos de tos; otros dicen que deriva de amapola, ya que se usaba un extracto de esta en el tratamiento[162]; otros dicen que de coqueluche, una especie de capucha que se ponía a los niños tosedores. En realidad, no se sabe bien.

Todo esto como introducción para el tema que voy a contar ahora, los orígenes de la tosferina y los remedios naturales que existen, y que con el miedo actual, también han resurgido.

Parece que la primera descripción de una plaga que probablemente fuera de tosferina, se hizo en el siglo XVI por un francés, Baillo, aunque una reciente publicación afirma que ya un médico persa, Razi[163], describió un cuadro similar años antes. Y lo dejó por escrito, claro[164].

---

162 Ya vimos en el capítulo de *Amapolas, meconio y morfina* que de un tipo de amapola deriva la morfina.

163 Hassan Yarmohammadi et al, «The First Report of Epidemic Pertussis by Bahaodowle Razi from the 15th Century Anno Aomini», en *Iranian Red Crescent Medicine Journal*. 2015.

164 Siempre hubo buenos pediatras en Oriente Medio, como el líder de Al-Qaeda, Al-Zawahiri, que es pediatra. Y luego me quejo yo de algunos... santos varones todos.

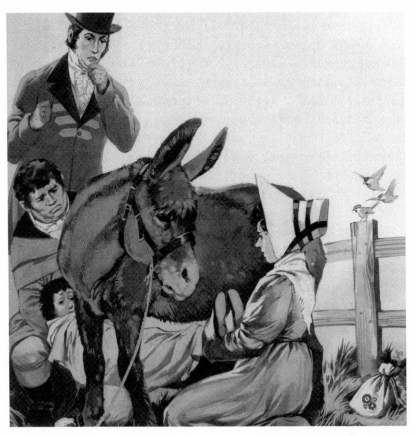

Un niño enfermo pasa debajo un burro para curar la tosferina.
John Constable y un remedio para la tosferina, *ilustración que muestra al pintor inglés observando cómo su hijo pasa por debajo del burro.*

Hasta 1906 no se descubrió que la tosferina la produce la bacteria *Bordetella pertussis*. Antes de esto, además de ver cómo los niños fallecían, se usaban muchos remedios populares. Yo soy fan del relacionado con la orina. Se le masajeaba el tórax con orina, se le ponían enemas de orina, se les ponían gotas de orina en la nariz, y se les ponían gasas con orina para bajarles la fiebre. En otros lugares como España, además, se les daba a beber su propia orina. Lo peor de esto es que aún hay gente que lo hace[165].

---

165 Flora Peschek-Böhmer, *Urinoterapia: una terapia de efectos sorprendentes*, Edaf. 2008.

En Burgos un remedio para la tosferina era beber agua de muchas fuentes distintas o ir a la estación a ver pasar el tren e inhalar su humo. En Euskadi se inhalaba hollín o daban de beber un mejunje hecho con secreciones de caracol[166]. En otras zonas de España, e incluso en Inglaterra, se curaba la tosferina por mediación de animales que tenían que ser negros, o por rituales que usaban números impares, especialmente el nueve. Por ejemplo: había que montar en un burro negro nueve veces, pasar bajo él nueve veces o dar de beber el agua sobrante de un caballo a un niño[167,168].

Otros remedios que se aconsejan todavía son múltiples preparaciones con hierbas de todo tipo: miel en rama, lino, jengibre, rábano, cebolla, ajo, caléndula, tomillo… parece una carta de *gin tonics*.

Desde luego que la homeopatía también tiene remedio para esto, igual de efectivo que hace cien años, eso sí. Hay múltiples fuentes de información que aconsejan diluciones muy, muy, muy chiquititas para casos graves.

¿Volvemos a épocas antiguas y pasamos a los niños bajo un burro? Mejor vacunamos a los niños, ¿no? Y a los padres que ni se vacunaron ni la pasaron, también.

---

166 http://soria-goig.com/Etnologia/medicinapopular1c.htm
167 Jose Ramón Vallejo, «Las caballerías en la etnomedicina española: remedios y simbolismos asociados», en *Revista de Folklore*. 2014.
168 T.E.C,Jr, «A Novel Irish Cure for Whooping Cough and Chicken Pox»., en *Pediatrics*, 1898.

El negro que salvaba la vida de los niños azules

A los médicos, en general, nos gusta poner nombres de personas a las enfermedades, aunque a veces los que salen en ellos no son los que hicieron el descubrimiento o encontraron la cura.

Si sabes lo que es una fístula de Blalock-Taussig y no eres sanitario es que a alguien cercano a ti le ha pasado algo malo a nivel cardiaco, ya que se trata de una intervención de cirugía cardiovascular por la que de forma temporal se intenta llevar más sangre a los pulmones, debido a que un defecto cardiaco no lo permite[169].

Pero traigo aquí esta fístula por el nombre, por Blalock y por Taussig, y porque no siempre se hace justicia con los descubridores de las cosas. Esto pasa en medicina y en otros aspectos de la vida, ¿verdad?

Vivien T. Thomas[170] fue un técnico quirúrgico afroamericano que en los años cuarenta desarrolló una técnica para tratar la tetralogía de Fallot. Estudió en Tennessee en escuelas segregadas y compaginó sus estudios con el trabajo de carpintero para poder pagarlos. Con la Gran Depresión de 1929 tuvo que dejar la

---

169 Es una cirugía paliativa hasta el tratamiento definitivo de la cardiopatía de la que se trate, en general de las llamadas cianóticas, en la que los bebés tienen una coloración azulada, entre otras cosas porque no llega suficiente sangre a los pulmones para tomar oxígeno.

170 William Evans, «The Blalock-Taussig Shunt: the Social History of an Eponym», en *Cardiology in the Young*. 2009.

carrera de Medicina y entró como ayudante de Alfred Blalock, en Nashville.

Cuando Blalock se mudó al prestigioso centro John Hopkins se lo llevó como ayudante. Allí conocieron a Helen Taussig, que estaba ideando un método para tratar los niños azules. Era una adelantada de su tiempo, que quería que los negros estudiaran Medicina, la sanidad gratuita y el derecho al aborto.

En este punto, Taussig no tenía material para derivar parte de la sangre a los pulmones ni sabía cómo hacerlo y Thomas ideó el material necesario, usando doscientos perros hasta que obtuvo resultados positivos, en una perra llamada Ana, que sobrevivió (dicen que su retrato está colgado en la universidad John Hopkins)

Después rediseñó ese material para hacerlo en humanos y ayudó a Blalock en el primer centenar de operaciones. Posteriormente se probó con un adulto, con mal resultado y con un niño de 11 años con gran mejoría de su patología. En la primera niña operada, Blalock llamó a Thomas para que entrara en quirófano ante la inseguridad que tenía ¡un negro en quirófano!, algo fuera de lugar en ese momento. En 1945, y con solamente tres casos de niños se publicó en la revista *JAMA* y adquirieron fama mundial, operándose ese mismo año más de doscientos pacientes.

Y a Thomas ni lo mencionaron.

Mientras Thomas seguía enseñando la técnica, tenía que trabajar como camarero para poder subsistir. En 1947 reintentó estudiar Medicina pero tuvo nuevamente que dejarlo. La relación con Blalock nunca fue de amistad. En 1975, la universidad John Hopkins le concedió un doctorado honorífico, pero que no era de Medicina[171].

Actualmente en la universidad John Hopkins se ha creado una fundación, llamada V.T. Thomas, para ayudar a diversificar a sus alumnos, apoyando a minorías raciales y con escasos recursos.

---

171 En 1998 escribió sus memorias, y en 2004 se estrenó una película sobre Thomas, llamada *A corazón abierto*.

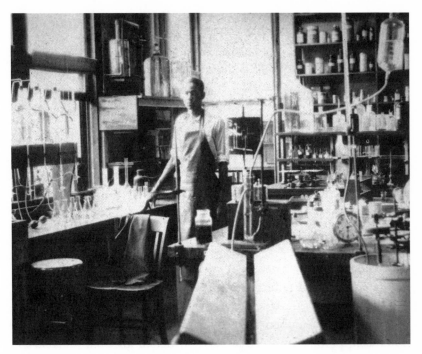

Vivien T. Thomas en la Vanderbilt University, en 1929.

Thomas fue excluido del mérito de este descubrimiento médico y técnico por el racismo que imperaba en esa época. Otros cirujanos que allí estuvieron lo han corroborado. Además, al no poseer ninguna titulación superior, el sistema universitario y médico no consideró que mereciera tal reconocimiento.

Así es la vida. Peor si eres negro y pobre.

En los últimos años, en algunos textos se puede leer fístula de Blalock-Taussig-Thomas, pero son la minoría y ya no es el momento.

El único fruto del amor
para un celíaco

La celiaquía es un enfermedad, o como dicen los modernos, una condición, una forma de ser, en la que por un problema a nivel intestinal, no se absorben bien los nutrientes, y los niños (y niñas) no crecen, pero sí les crece la barriga, tienen anemia, diarrea, están malhumorados, etc., y que puede tener consecuencias graves a largo plazo, incluido algún cáncer a nivel intestinal. La realidad es que es una enfermedad autoinmune disparada por el gluten en personas susceptibles (no en tiquismiquis, sino en gente con predisposición genética).

Hasta hace relativamente poco, el problema es que podías fallecer de celiaquía. Ahora eso parece rarísimo y por eso es una condición.

Pero en los años veinte del siglo pasado no era una cosa banal, sino un problema importante. No se conocía su causa, y se llegó a la conclusión de que comiendo bananas, los niños mejoraban.

Un pediatra americano llamado Hass publicó que dando bananas a diez niños celíacos, excluyendo otras formas de hidratos de carbono, mejoraron sus síntomas, cesaron los episodios de diarrea y podían tolerar otros alimentos, introducidos lentamente. También podían comer carne, naranjas, etc., pero de cuatro a ocho bananas al día como mínimo no debían privarse. El problema eran los carbohidratos, pero la solución era la banana. Cuando dejaban de comer plátanos, volvían los síntomas. Acababa de inventar la dieta de la banana, en 1924[172].

Pasaron más de veinticinco años hasta que otro pediatra, holandés, que no estaba influenciado por la malvada industria de los plátanos, tuvo una idea genial. Se llamaba Dicke, y en 1950 se dio cuenta de que durante la Segunda Guerra Mundial muchos de esos niños celiacos holandeses mejoraron, pero que años después del conflicto, empeoraron. Y eso era raro. Descartando que el olor a pólvora fuera la causa, asoció la alimentación precaria, con escasez de trigo, centeno y cebada, a la mejoría; y cuando estos cereales eran más fácilmente obtenidos, tras la guerra, creyó que los niños empeoraban por volver a tomarlos. En 1951 Dicke asoció el gluten de esos cereales con la celiaquía, aunque miles de niños seguían comiendo plátanos cual *minions*, entre otras cosas porque Hass era americano.

En 1954 se descubrió que el gluten producía inflamación en el intestino delgado. Hace nada, en 1997, se descubrió una prueba genética en sangre para demostrar la enfermedad.

¿Y los plátanos?

Pues han quedado como una anécdota. Pero no lo fueron. Esa dieta fue el tratamiento durante muchos años. Es cierto que comiendo plátanos los niños mejoraban, pero no por los plátanos. El inventor de la dieta creía que el plátano tenía una enzima que influía en la enfermedad. Pero lo que realmente hacía, con la dieta de la banana, era evitar el gluten, los azúcares complejos y el almidón de otros alimentos que excluía. El plátano no hacía nada.

Hay muchas personas vivas que fueron «niños banana», tratadas así hasta los años sesenta del siglo pasado por sospecha de celiaquía, que mejoraron inicialmente comiendo sólo plátanos, pero que al final volvieron a desnutrirse al introducir el gluten en la dieta. Y eso que ya se sabía que el gluten era el problema, y la banana no era la solución.

----

172 S. Hass, «The Value of the Banana in the Treatment of Celiac Disease», en *American Journal Disease in Children*. 1924.

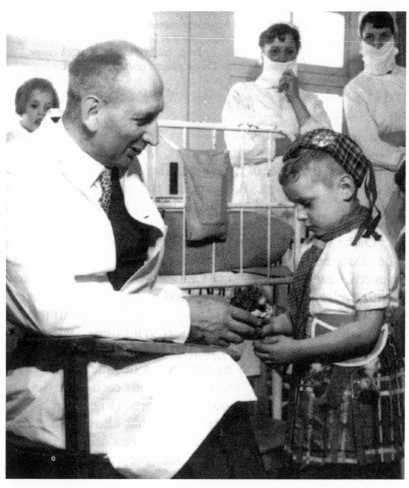

Willem-KarelDicke.

Ahora, con productos sin gluten en los supermercados y platos sin gluten en los restaurantes, esto parece más lejano de lo que es[173]. Pero aún existe mucho desconocimiento. Comí una vez en un restaurante vegetariano que se vanagloriaba de tener una gran carta sin gluten, pero donde usaban las mismas sartenes para alimentos con y sin gluten. Ay, ay.

---

173 El plátano aún se usa como producto para celiacos, como en la noticia de una persona a la que sólo le pusieron un plátano para desayunar en un vuelo. «Pide un desayuno sin gluten y le ponen un plátano con cubiertos», en diario *El Periódico*, 8 de mayo de 2017.

El doctor Hass, con su dieta de la banana, y la exclusión de cereales, salvó la vida de miles de niños, aunque por una causa bastante diferente a la que se creía; muchos de ellos pudieron llegar a conocer que el gluten era el problema, y a dejar definitivamente de tomar esa sustancia que altera su sistema inmune. Su artículo tuvo un éxito brutal, y aunque otros médicos proclamaron que no existían pruebas claras de tal éxito, quedaron ahogados en la ignorancia del resto.

El problema de Hass, como el de mucha gente, es que no se bajó del burro y siguió insistiendo en que su dieta de la banana curaba la celiaquía, dejando de lado el descubrimiento del papel del gluten. Por ahí no, amigo. Las empresas bananeras publicitaron la bondad de su producto y se convirtió en un curalotodo.

¿Os suena, no? Cosas parecidas pasan hoy con productos que están de moda, los nuevos crecepelo. Se llevan a un médico mediático a la tele o a dar conferencias, y la gente ya asume que está demostrado. Mira como no se hacen anuncios de furosemida o penicilina. Esas cosas ya se sabe que sirven, aunque es cierto que se pelan peor, todo hay que decirlo.

Así es que cada vez que escuchéis la canción, pensad en los celiacos, y en que la banana no fue realmente el fruto de su amor.

Tango medicinal

Eduard Munch, el famoso pintor noruego creador de *El grito*, pintó también el cuadro llamado *Herencia*. En esta impresionante obra aparece una madre compungida, en la consulta de un médico, con su hijo sobre las rodillas que está gravemente enfermo. Representa a un niño afecto de sífilis congénita, y ésa es la «herencia» que su madre le cedió. Parece que Munch se tomó la indignación que siguió a esta obra con ironía, ya que expresaba su pesimismo vital y su pesimismo personal.

En ella se ve un niño pálido, con la cabeza quizás más grande de lo normal y con petequias por el tórax.

La sífilis aún se busca de forma rutinaria en las embarazadas, no sabemos si, como la toxoplasmosis, dejará de hacerse algún día. Y se busca porque existe, quizá más que hace varias décadas. A poco que hay un fallo en el sistema de cribado, o se relaja la vigilancia, aparecen casos de sífilis, incluso sífilis en recién nacidos.

En el cuadro de Ramón Casas (1900), se representa a una joven prostituta (lleva un mantón y deja ver parte de la espalda), ofreciéndole una flor a algún posible cliente, mientras guarda en su espalda, una terrible serpiente, símbolo de la enfermedad que oculta.

Esta unión de la sífilis con la prostitución es muy conocida, y no siempre es tan fácil de sospechar, ya que los clientes están contagiados y no entran en la categoría de prostitutas. En medicina, casi al nivel del lupus o la tuberculosis, casi cualquier cosa puede ser debida a la sífilis. Es, como diría un clásico, una gran imitadora, y cada vez estamos menos preparados para pensar en ella, al menos en niños. En la medicina de adultos, por ejemplo, cualquier deterioro cognitivo inexplicable puede ser secundario a esta enfermedad.

Herencia *(1897-1899), de Edvard Munch.*

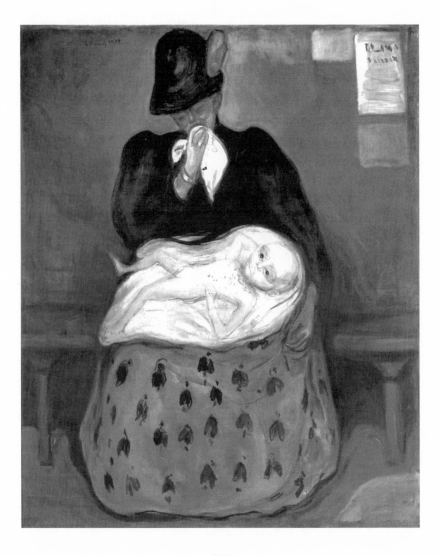

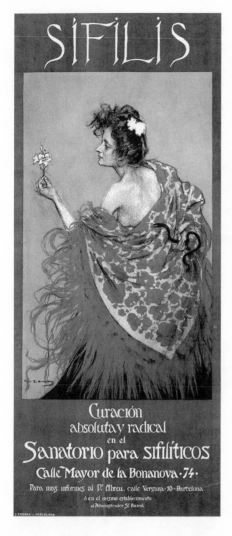

SÍFILIS

Curación
absoluta y radical
en el
Sanatorio para Sifilíticos
Calle Mayor de la Bonanova · 74 ·
Para más informes al D.ᵣ Abreu, calle Vergara · 10 · Barcelona
ó en el mismo establecimiento
al Administrador S.ᵣ Ramel

J. THOMAS — BARCELONA

La sífilis se produce por una infección de una bacteria llamada *Treponema pallidum*, que es una bacteria en forma de espiral. Se contagia por ulceraciones de la piel o mucosas, y a las pocas semanas forma una úlcera muy llamativa, el chancro, que no duele, y que se resuelve sola, por lo que puede pasar desapercibida (especialmente en la mucosa vaginal). A partir del mes de la infección aparecen lesiones rosadas en la piel, especialmente en palmas y plantas y también en mucosas.

También puede aparecer un síndrome constitucional, condilomas genitales y caída del cabello. La tercera fase de la sífilis asocia el desarrollo de granulomas con zonas de necrosis, que pueden afectar a los huesos, alteraciones cardiacas y afectación del sistema nervioso central. Estas últimas pueden aparecer en cualquier momento de la vida.

Aunque la sífilis ha sido ampliamente estudiada y debatida (mal francés, mal español, mal italiano, mal americano, etc.), la historia de la sífilis congénita es menos conocida. Hasta hace poco, la sífilis congénita casi siempre era mortal. Se decía que los niños se infectaban de tomar un pecho con sífilis o al darles un beso; y al revés, muchas nodrizas se infectaban al besar a niños con la enfermedad.

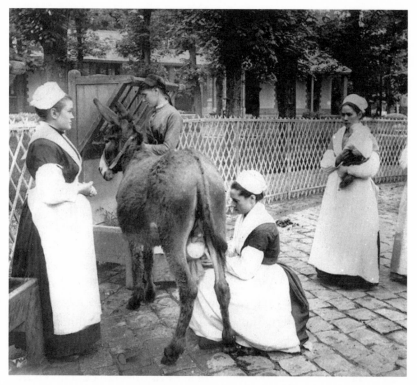

Alimentando a niños con leche de burra. Enfermeras del Hospital San Vicente de Paul de París colocando a un niño para que mame directamente de la ubre de la burra. En la página anterior, cuadro de Ramón Casas de 1900, en un anuncio de un sanatorio.

La transmisión de la sífilis era desconocida, pero se creía que podía suceder de tres formas, al menos para Paracelso: en el mismo momento de la concepción, por el semen del varón, por relaciones posteriores con un varón infectado o a través de toma de leche contaminada.

La causa más común, la transmisión transplacentaria de la madre al niño, se desconocía, ya que los síntomas en la madre solían estar ausentes.

En 1780 en París se abrió un hospital para madres y niños con enfermedades venéreas. A las madres se les daba mercurio oral y también se daban untas de mercurio a sus pechos, con la idea de que el mercurio podría curar a sus hijos. Y si estas madres no podían dar leche, el mercurio se añadía a la leche del animal. Casi todos estos niños murieron.

Dar alimentación a niños sifilíticos y en muchos casos abandonados era un conflicto. La alimentación artificial era una muerte casi igual de segura, y dar el pecho podía contagiar a la mujer y a otros niños, por lo que en algunos lugares optaron por usar animales. Parrot usó leche de burra para alimentar a los niños con sífilis en 1881.

Que el contagio del recién nacido fuera vía materna tardó mucho tiempo en saberse, ya que los que apoyaban la sífilis como una enfermedad heredada del semen del padre tenían muchos adeptos. Incluso algunos postulaban que este contagio podía saltar varias generaciones. Colles, en 1837, que era un *crack*, notó que niños de madres sin ningún tipo de infección venérea, que desarrollaban los síntomas semanas después del nacimiento, sin haberse podido contagiar de ninguna forma, podían contagiar a otra madre si tomaban teta, pero nunca podían contagiar a su propia madre, la que se supone que estaba sana. Incluso niños con úlceras en la boca o en la lengua: nunca contagiaban a su propia madre. Por algo sería, por ejemplo porque la que realmente estaba ya infectada era la madre.

En 1906, Ehrlich, junto con su ayudante Hata, descubrieron el medicamento «componente 606» (era el número de productos que habían probado)[174] que posteriormente se conoció como salvarsan[175], y que parecía que curaría definitivamente la sífilis.

Cuando apareció la penicilina, la situación cambió radicalmente. Salvó muchísimas vidas y en España se traficaba con ella como ahora con algunas vacunas, de estraperlo[176].

El salvarsan fue atacado de muchas formas, especialmente por los problemas derivados de su uso, que se debieron a que no se utilizaba de forma correcta. También se acusó a las farmacéuticas, a las inyecciones, etc., ¿os suena?

----

174 Existía un tango llamado el 606. Decía «tango medicinal para la curación de todo mal».
175 Salvarsan, de «arsénico salvador».
176 En el capítulo *Fleming y los bares de copas* se explica cómo se usó la penicilina en España.

Sirenas
y cíclopes

Los seres mitológicos no siempre aparecen por mera fantasía de los pueblos clásicos. Muchos de ellos pueden haber estado inspirados en humanos o animales que tuvieron enfermedades ahora conocidas, y que antiguamente ni se sabía que lo eran. En otros casos, la observación de un humano con determinada enfermedad podía servir para corroborar la existencia de un determinado ser mágico, que podía haber surgido por otro tipo de razones, pero esto hacía que se perpetuara la creencia en su existencia[177].

Ante todo, definamos lo que es un ser mitológico: es aquél con propiedades mágicas que no existe en realidad, y que se enraíza en la cultura antigua de determinados pueblos.

Seres mitológicos hay muchos, tantos como pokémons (que es una especie de panteón de los dioses griegos versión moderna). Muchos conoceréis a los centauros, el minotauro, Pegaso, el elefante blanco, el bic naranja, el bic cristal e incluso alguno puede que conozca a la medusa, pero no la del amor, sino la que te deja petrificado (si es que no es la misma). La virgen del Amor no es mitológica porque el gobierno de España le concedió la medalla de oro al mérito policial[178].

En medicina la mitología está por todos lados, en varias

177 Jorge Luis Borges, *El libro de los seres imaginarios*. Alianza Editorial. 2001.
178 «Interior concede la medalla de oro del mérito policial a la Virgen María del Amor». En diario *Público*, 24 de febrero de 2014.

vertientes. Ya sea como inspiración de seres, como lugar para simbolizar nuestra profesión (véase la serpiente y el báculo), o en el nombre dado a ciertas enfermedades. Por ejemplo, el síndrome de Ondina, un trastorno genético en los niños que les hace no poder respirar durante el sueño[179]. Y así podemos seguir con Quirón, que además de unos hospitales, es un centauro que enseñó todo lo que tenía que saber a Asclepio (el dios de la medicina), que era hijo de Apolo[180]. Como en *Anatomía de Gray*, aquí todos estaban liados. Esto, que puede parecer antiguo, se rememora en todas las facultades de Medicina del mundo (lo he comprobado una a una) en el juramento hipocrático (se nombra a Apolo, Asclepio y Panacea). Bueno, las facultades están también un poco de capa caída, todo hay que decirlo.

Otro término antiguo usado ahora es el de «quimera», que es un animal fabuloso con cabeza de león, cuerpo de cabra y cola de serpiente, con alas a veces. Pero cuando alguien tiene una quimera en el contexto médico, normalmente no es esto (aun así mirad si ruge antes de entrar en consulta), sino un trastorno en el que coexisten diversas líneas celulares en el propio cuerpo derivadas de más de un cigoto. Es más exótico lo del león, dónde va a parar. También se usan términos mitológicos como «saliente de guardia» o «muchas gracias doctor», por ejemplo. Tánatos era el dios de la muerte y aún vamos a los tanatorios a despedir a los fallecidos y se estudia la tanatología. Hipnos, el dios del sueño, nos deja la hipnosis y otras palabras relacionadas con el sueño; su hijo Morfeo, la morfina. Y terminando esta relación de dioses griegos, Fobos, que además de una luna de Marte, era el dios del terror. ¿Os suena lo de fobias?[181]

Entrando ya en la pediatría, ¿qué hay de los cíclopes y las sirenas?, ¿son fruto de la imaginación o alguna enfermedad infantil pudo haber iniciado el mito por no poder explicarse de otro modo?

---

179 La ninfa Ondina fue condenada a esto por un mal de amores.

180 Quirón también enseñó a Aquiles, el del talón. Panacea e Higiea eran hijas de Asclepio, fíjate tú.

181 Jonathan Swift, en su libro *Los viajes de Gulliver*, dijo que Marte tenía dos satélites, más de cien años antes de que eso se supiera. Ahora Fobos y Deimos tienen muchos cráteres con los nombres de personajes del libro (Fobos) o del propio autor (Deimos).

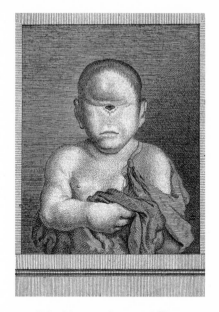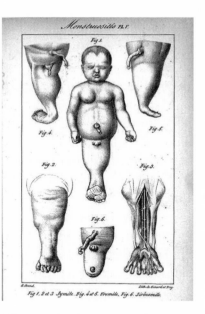

Cíclocéfalo, en una lámina de la Historia natural *(1749-1788) de Georges Louis Leclerc, conde de Buffon y, a la derecha, Sirenomelia, lámina de la* Historia general y particular de las anomalías, *1837, de Isidore Geoffroy Saint-Hilaire.*

Los cíclopes clásicos eran gigantes con un solo ojo en la frente, que dominaron el mundo y que incluso nos han legado estructuras ciclópeas. Han existido desde el origen de los tiempos, siendo uno de sus representantes el gigante Polifemo. Se cree que todo partió de la observación de unos cráneos con un orificio central en la cara, que al parecer eran de mamuts enanos (con un orificio para la trompa). ¿Pero solamente de eso? También hay referencias en seres humanos...

En el Museo Británico existe una tablilla babilónica donde se describe a un monstruo con un solo ojo que hacía de las suyas robando oro a los grifos (un ser mitológico con cabeza y alas de águila y cuerpo de león). Arimaspis se llamaba el gachón y hasta san Agustín cuenta sus batallitas.

En el siglo XVII aparecen algunos cíclopes con probóscide, que es comparado con un pene (es un apéndice alargado en la cara). En ese mismo siglo pasó algo muy bonito en América del Norte. Nació un cerdo cíclope, y como uno de los sirvientes tenía un solo

233

ojo útil, fue condenado por hacer cosas con la madre del cerdo. Con cosas me refiero a sexo y eso. Que no digo yo que no lo hiciera, pero que el cerdo no nació así por haber tenido sexo con el sirviente. De si se querían o no, no hay constancia.

Hay una enfermedad llamada holoprosencefalia en la que el cerebro no se desarrolla de forma correcta, no se divide bien en lóbulos. Pues bien, una forma extrema, por suerte, de holoprosencefalia con afectación facial es la ciclopía, en la que los bebés no suelen vivir muchas horas, pero es posible que fuera la fuente de inspiración[182].

Actualmente se da en 1 de cada 10 000/20 000 recién nacidos vivos, y aunque existen muy diversos factores de producción, algunos de ellos genéticos, la diabetes materna es uno de los más conocidos (niños grandes y con un solo ojo, curioso).

¿Y las sirenas? ¿Eso también es imaginación o hay algo que las sugiriera? ¿Y algo pediátrico?

Pues sí, qué le vamos a hacer. Las sirenas son mitad cuerpo de mujer mitad cuerpo de pez (aunque en Grecia eran mitad cuerpo de pájaro)[183]. No se sabe si fue por un castigo o para mantenerse vírgenes. La segunda teoría es poco probable y no exenta de fracasar. Además de en *La odisea*, donde los cantos de sirena hechizaban a los pobres navegantes, Colón, el del huevo, dijo que las vio en las costas de Florida, pero que no eran muy atractivas[184].

Por desgracia existe una malformación, la sirenomelia o secuencia de regresión caudal, en la que los niños tienen una sola extremidad inferior unida, junto a alteraciones de esfínteres y otros problemas. Es bastante más rara que la holoprosencefalia, con incidencias de 1 de cada 50 000/100 000 recién nacidos vivos, y también se ha asociado a diabetes materna. Curiosamente se da más en varones. Para que veas.

------

182 M . Michael Cohen, «Holoprosencephaly: a Mythologic and Teratologic Distillate», en *American Journal of Medical Genetics Part C*. 2010.

183 La sirena Parténope murió y acabó varada en la bahía que dio nombre a una nueva ciudad, Parténope, que es la Nápoles actual.

184 Al parecer vio manatíes. Y eso de que no son guapos lo dirá él. Que hay manatíes sátiros que te enamoran.

Fleming y los bares
de copas

Las medicaciones de estraperlo siempre han existido en España[185]. Las prohibiciones poco claras de algunas vacunas o su escasez en el mercado han fomentado esto actualmente, tener que recurrir a argucias para poder conseguirlas.

Este negocio en la sombra hace que en Internet se vendan de forma ilegal cosas parecidas a la vacuna, sin garantías, y que muchos padres hasta hace poco hayan tenido que hacer excursiones a Portugal, ya no a por toallas y gallos, sino a por vacunas, Marca España en toda regla. Algunos iban a Andorra, que es un país más recogido y donde el tabaco hasta hace poco era la materia más demandada. Hace unos años se iba a abortar al extranjero y también a ver porno, y ahora se va a por una vacuna a Francia.

En la década de los cuarenta del siglo xx, se traficaba de forma ilegal con un nuevo antibiótico, la penicilina. Cuando las personas dicen que les hubiera gustado vivir en otras épocas no se acuerdan de estas cosas.

Fleming descubrió en los años veinte, gracias a la serendipia, la acción que el hongo *Penicillinum notatun* tenía en sus cultivos

---

185 El término «estraperlo» viene de la Segunda República, donde se introdujo un juego de ruleta llamado Straperlo (por sus creadores Strauss, Perel y Lowann), que estaba trucado, y del que se beneficiaron muchos políticos de la época. Ahora se usa el término para el comercio ilegal de alguna cosa o un negocio oscuro. Cómo eran los políticos de antes, menos mal que hemos evolucionado.

bacterianos. Otro hubiera tirado el cultivo por vergüenza, pero él y sus colaboradores, de ese descuido, aislaron uno de los antibióticos más potentes conocidos. Por eso, en el año 1945 les dieron el Nobel de Medicina. Por eso y porque en la batalla de Normandía se usó y se demostró su poder para salvar vidas[186].

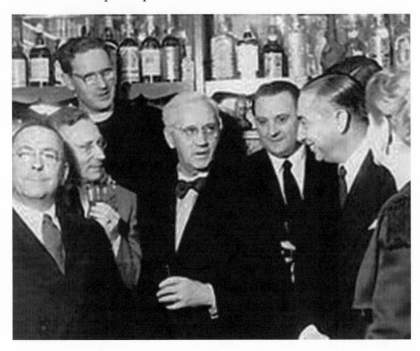

El Dr. Fleming en la coctelería Chicote de Madrid en 1948.

Al principio, en España no había disponibilidad. Las primeras dosis se usaron en una niña con una septicemia, Amparo Peinado, que fue como una notica de esas que salen ahora en las televisiones mañaneras, un *boom* mediático en 1944[187]. Por desgracia murió. Si llega a sobrevivir hubieran hecho una película, porque las dosis

---

186 Que haya una calle doctor Fleming en cualquier pueblo de España no sé si tiene algo que ver con que también sirva para curar la sífilis y la gonorrea. Casualidad.
187 En Barcelona en 1942 ya se extraía penicilina de las naranjas de desecho del mercado del Borne.

vinieron desde Brasil, en cuatro aviones, ya que al principio era necesario que estuviera refrigerada, y costaron quince mil dólares de la época. Varias personas más la recibieron, y también murieron (el torero Manolo Cortés, un teniente general). Las tropas americanas en el norte de África hicieron llegar unas dosis para un ingeniero coruñés, pero tampoco sobrevivió. Años después el flujo de penicilina con EE.UU. se formalizó y un comité nacional determinaba a qué pacientes en el país debía administrarse.

Siendo España como es, el país del *Lazarillo*, se cree que el mercado negro fue el que más penicilina introdujo en España.

Por aquellos años, un médico llamado Jiménez Díaz estaba en las últimas debido a una neumonía, en Santander. Con los antibióticos conocidos no iba bien, y se temían lo peor. Jiménez Díaz era uno de los médicos más famosos de la época en España (recordad el hospital Fundación Jiménez Díaz). Pues bien, existía y existe en Madrid un local llamado Chicote donde un conocido camarero atraía con sus cócteles a todo el famoseo español y extranjero de la época. Actores, escritores, científicos, etc. Por ejemplo, Ava Gadner, Eisenhower, Sofía Loren... Fleming, cuando visitó España, también estuvo allí.

Aunque los descendientes de Chicote lo niegan, parece que alumnos de Jiménez Díaz, por una extraordinaria cantidad de dinero, consiguieron en ese local las dosis de penicilina de contrabando que su maestro necesitaba, de tal forma que Jiménez Díaz fue el primer curado conocido por penicilina en España.

El primer niño curado con penicilina en España fue Paquito Sobrido, en 1944, en Galicia, que tenía una septicemia asociada a una osteomielitis y que gracias a los contactos de la familia con la embajada británica pudo conseguir las dosis que lo curaron[188].

---

188 «Paquito Sobrido, primer niño al que salvó la penicilina».En el diario Faro de Vigo, 2 de marzo de 2014.

Goya
y la talidomida

Es curioso que el arte no haya representado, al parecer, a ningún niño con focomelia hasta hace pocos años. La focomelia es una malformación de las extremidades en las que al nacer faltan los segmentos más cercanos al cuerpo, es decir, quedan en ocasiones las manos y los pies pegados al tronco[189].

Tras la catástrofe de la talidomida, en la que este medicamento se dio a embarazadas para los vómitos del primer trimestre desde 1957 y posteriormente se comprobó este efecto teratógeno en los niños, el término por desgracia se ha hecho más común. Aunque parezca increíble, han pasado más de cincuenta años hasta que la empresa responsable se disculpara públicamente.

Pues bien, en cinco años se comunicaron más de tres mil malformaciones de este tipo (incluso ausencias completas de los miembros), cuando antes eran extremadamente raras, pero no fue hasta los años sesenta, cuando un pediatra, Lenz[190], y un ginecólogo, McBride (cada uno por su cuenta), consiguieron asociar y denunciar la relación de la talidomida y los niños con focomelia, y con más defectos a otros niveles (cardiaco, renal, etc.). Como describe Knapp, el español de esta historia:

----

189 La etimología del nombre es más aclaratoria («miembros de foca»), por si no os hacéis una idea.
190 A Lenz le ayudaba Claus Knapp, que con ese nombre, era español.

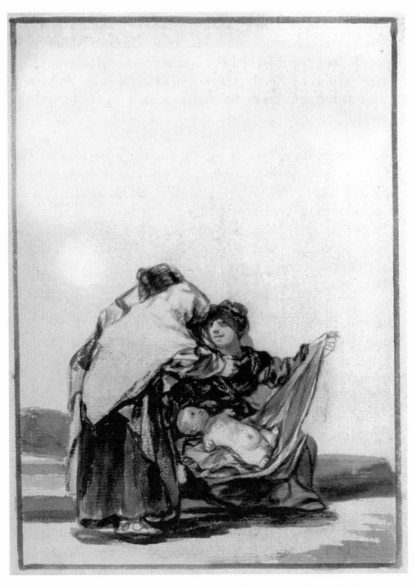

Cosa rara, c. 1814 - 1817, dibujo de Francisco de Goya.

Hicimos una historia clínica amplísima. Le preguntábamos a las mujeres de todo: qué habían comido, qué postres compraron. Pero nada [...] Los médicos empezaron a cogernos manía, porque les pedíamos las historias clínicas y se veía el descontrol que había. Todos daban medicamentos sin apuntarlos [ ] Fuimos a casa de un matrimonio. Él era psicólogo, y llevaba un control exhaustivo del embarazo. Fue tajante: esto es de la talidomida; es lo único que ha tomado[191].

Se cree que ha afectado a más de diez mil niños. En EE.UU. nunca se aprobó su uso (la agencia del medicamento americana se negó al no haber pruebas de seguridad)[192]. En España se tardó casi tres años en retirarla del mercado.

Parece que Francisco de Goya ya dibujó a un niño con focomelia o algún otro tipo de displasia ósea en el siglo XIX, en la obra titulada *Cosa rara*.

Realizó esta pintura entre 1803 y 1812 y pertenece al álbum *Bordes negros*, que está depositado en el Louvre. Parece que se trata de un lactante con una focomelia, incluso con afectación de las manos y los pies, ya que se aprecia que le faltan algunos dedos. Lo enmarca en el negro de la madre para darle realce y lo enseña a dos mujeres, mostrando la situación de discapacidad del niño.

---

191 «Entrevista a Claus Knapp, El detective de la talidomida», en el diario *El País,* 20 de octubre de 2013.

192 Aunque no se aprobó su uso, hubo catorce casos en Estados Unidos por muestras del producto que el laboratorio repartió ilegalmente en el país.

Ubume

Las *ubume* son fantasmas japoneses de madres que murieron en el embarazo, en el parto o que fallecieron cuando sus hijos eran muy pequeños[193].

Los fantasmas japoneses son un tipo de *yokais*[194]. Hay muchas historias en la que las *ubume* son las protagonistas, y no en todas se comportan de la misma forma. A día de hoy es poco frecuente, pero hasta inicios del siglo xx la mortalidad de la madre en el parto era muy alta, y las leyendas sobre madres que regresaban del otro lado eran más comunes.

Por ejemplo, en muchas de las historias, la *ubume* es una mujer con un niño en brazos que sale al paso de otras personas y les dice que le sostengan un momento al niño, para, a continuación, desaparecer. Esa señora tiene aspecto algo desaliñado y ropas raídas. Las personas que han cogido el niño comprueban cómo este poco a poco se va transformado en una piedra.

En otras versiones, la madre fantasmal da dinero a personas para que compren alimentos o golosinas a sus hijos, pero al poco de desaparecer, estas monedas se convierten en hojas secas. En otras

---

193 No confundir con *umami*, que es el nuevo sabor que acompaña al dulce, salado, amargo y ácido.

194 Los *yokais* son unas criaturas del folklore japonés, un poco puñeteras a veces con las personas. Si no eres padre o madre, quizá no entiendas lo que es un *yokai watch*, pero una serie de dibujos animados ha acabado vendiendo un reloj de *yokais*. La vida es así.

variantes se convierten en céntimos de euro, que es más terrorífico aún.

En algunas, el fantasma guía a otras personas hacia donde está el recién nacido para que se hagan cargo de él. No todas son positivas, ya que también hay versiones en las que las *ubume* se dedican a raptar niños.

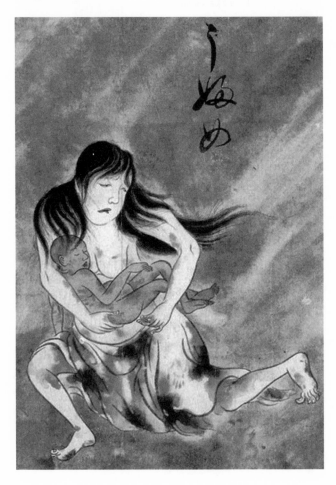

Ubume, ilustración del artista Sawaki Suushi. Período Edo, s. XVIII.

Esta leyenda deriva de una práctica muy antigua en la que se enterraba a personas vivas bajo los puentes para aplacar a los dioses con sus oraciones, y en una ocasión se hizo con una madre y su hijo, de ahí que siempre se representen cerca de ríos y puentes.

En Japón hay templos en los que una *ubume* es la protectora de aquellas futuras madres que le piden quedarse embarazadas o tener un buen parto. Ahora aquí esa figura mítica y protectora son las clínicas de fertilidad que te aseguran ser mamá; y las ecografías, que como todo el mundo sabe aseguran que todo «iba bien».

En muchos hospitales de España, por no decir en todos, existen leyendas urbanas donde una madre fallecida en el parto busca a su hijo o pregunta por él, y en otros países existe la Llorona, que busca a sus hijos después de haber acabado con ellos.

Si tiene los ojos rasgados es una *ubume*. Que no se te olvide.

Bibliografía

ABAD, J.J., *La selección de la raza aria*. Lebensborn, Círculo de Amigos de la Historia, Madrid, 1976.

ACIÉN, P., *Tratado de Obstetricia*, Molloy, Alicante, 1998.

AGAMBEN, G., *Infancia e historia*, Adrian Hidalgo, Buenos Aires, 2010.

ANDERSON, J. y otros, *The Art of Medicine: over 2000 Years of Images and Imagination*, The University of Chicago Press, Chicago, 2011.

de ARANA, J. I., *Diga treinta y tres, anecdotario médico*, Espasa, Madrid, 2000.

BALAGUER PERIGÜELL, E. y R. BALLESTER AÑÓN, *En el nombre de Dios. La Real Expedición Filantrópica de la Vacuna (1803-1806)*, Asociación Española de Pediatría, 2003.

BARNETT, R., *The Sick Rose or Disease and the Art of Medical Illustration*, Thames and Hudson, Londres, 2014. *Crucial Interventions: an Illustrated Treatise on the Principles and Practice of Nineteenth-Century Surgery*, Thames and Hudson, Londres, 2015.

BETTELHEIM, B., *Psicoanálisis de los cuentos de hadas*, Planeta, Barcelona, 2012.

BONDESON, J., *Gabinete de curiosidades médicas*, Siglo XXI Editores, México D.F., 1998.

BORDIN, G. y L. POLO, *Medicine in Art*, Getty Publications, Los Ángeles, 2010.

BORGES, J.L., *El libro de los seres imaginarios*, Alianza Editorial, Madrid, 2001.

BOURGE, P., *Observar el cielo*, Larousse, Barcelona. 2014.

BUNGE, M., *Filosofía para médicos*, Gedisa, Barcelona, 2012.

CANGIAMILA, F., *Embriología sagrada: o tratado de la obligación que tienen los curas, confesores, médicos, comadres y otras personas de cooperar a la salvación de los niños que aún no han nacido, de los que nacen al parecer muertos, de los abortivos, de los mons-truos, etc.* 1785.

CHESTERTON, G. K., *La eugenesia y otras desgracias*, Renacimiento, Sevilla, 2012.

DUFFIN, J., *History of Medicine*, University of Toronto Press, Toronto, 2010. *Lovers and Livers. Disease Concepts in History*, University Toronto Press, Toronto, 2002. *Medical Miracles. Doctors, Saints and Healing in the Modern World*, Oxford University Press, Oxford, 2009.

ECO, U., *Historia de la belleza*, Debolsillo, Barcelona, 2014. *Historia de la fealdad humana*, Debolsillo, Barcelona, 2011.

ESLAVA GALÁN, J., *El catolicismo explicado a las ovejas*, Planeta, Barcelona, 2013. *La madre del cordero*, Planeta, Barcelona, 2016. *La Segunda Guerra Mundial contada para escépticos*, Planeta, Barcelona, 2015.

GIL BARBERÁ, J. y E. MARTÍ MORA, *Medicina valenciana mágica y popular*, Carena, Valencia, 1997.

GONZÁLEZ CUSSÍ, F., *Remedios de antaño. Episodios de la historia de la Medicina*, Fondo de Cultura Económica, México D.F, 2012.

GOULD, G. y R. PYLE, *Anomalies and Curiosities of Medicine*, 1896.

HITLER, A., *Mi lucha*, Jusego, Madrid, 2016.

JUSTEL VICENTE, D., *Niños en la Antigüedad. Estudios sobre la infancia en el Mediterráneo antiguo*, Universidad de Zaragoza, Zaragoza, 2012.

KRAMER, H. y J. SPRENGER, *Malleus maleficarum*, Orion, Madrid, 1975.

KUSCHICK, I., *Medicina popular en España*, Siglo XXI de España Editores, Madrid, 1995.

LAÍN ENTRALGO, P., *Historia de la medicina*, Salvat, Barcelona, 1982.

LÓPEZ PIÑERO, J.M. y J. BRINES SOLANES, *Historia de la pediatría*, Albatros, Valencia, 2009.

LÓPEZ PIÑERO, J.M. y F.J. BUENO CAÑIGRAL, *Segundo centenario de la Real Expedición de la Vacunas de la Viruela. De Francisco Javier Balmis Berenguer al terrorismo biológico*, Consell Valencia de Cultura, 2003.

LIDDELIUS, *Tractatus de dente aureo pueri Silesiani*, 1626.

LINDEMANN, M., *Medicina y sociedad en la Europa moderna 1500-1800*. Siglo XXI de España Editores, Madrid, 2001.

MAQUIAVELO, N., *El príncipe (anotado por Napoléon Bonaparte)*, Biblok, Barcelona, 2015.

MATEU SANCHO J. y CASTELLS P., *El niño diferente*, Fisa, Barcelona, 2002.

NIEREMBERG, J.E., *Curiosa, y oculta filosofía: primera, y segunda parte de las maravillas de la naturaleza, examinadas en varias cuestiones naturales*, 1649.

NULAND, S.B., *Doctors: the Illustrated History of Medical Pioneers*, Black Dog and Leventhal Publishers, New York, 2008.

PARÉ, A., *Monstruos y prodigios (1575)*, Siruela, Madrid, 1993.

POTTS, M., *Historia de la sexualidad humana desde Adán y Eva*, Cambridge University Press, Cambridge, 2003.

PRIETO J., *Curiosidades históricas de los antibióticos*, Edicomplet, Madrid, 2006.

PULIDO, A., *Lactancia paterna*, Moya y Plaza, Madrid, 1880.

SALILLAS, R., *La fascinación en España. Brujas, brujerías y amuletos*, MRA ediciones, Barcelona, 2000.

SZCZEKLIK, A., *Catarsis. Sobre el poder curativo de la naturaleza y el arte*, Acantilado, Barcelona, 2010.___*Core. Sobre enfermos, enfermedades y la búsqueda del alma de la medicina*, Acantilado, Barcelona, 2012.